医師が教える
身体感覚の
高め方

身体的生活

佐藤友亮

晶文社

装丁
鈴木千佳子

まえがき

人間は、自然災害や大きな事故、生活上の問題などによって簡単に傷つき壊れてしまうはかない存在である。地球や社会は、一人のために存在しているものではないから、大きな力はいとも容易く個人を呑み込んでしまう。環境破壊や紛争をはじめとする様々な問題が渦巻くこの世の中で、個人はどのようにして自分の身を守ればよいのだろうか。

人間をとりまく社会について考えてみると、国民国家や企業のような規模の大きなものもあれば、家庭のような小さなものもある。小さな社会は、家族や仕事仲間、友人など手の届く範囲の関係で作られていて、その関係が日々の生活に直接影響を与えている。身近な人達との関係をすべて敵味方として分けるのはよいことではないけれども、全面的な「味方」と思い込んでいる人が、実は自分の生きづらさの原因になっていることがあるし、全く心を開くことができないような「敵」と見なしている人が、自分の能力や人間性を高めている場合もある。

　例えば、仕事上新しいプロジェクトを前に進めようと考えるとき、案外一番労力を割かなければならないのは、身近な上司や仲間を説得することだったりする。最も身近な人達の承認や協力が得られないと、せっかく良いアイディアを持っていても、それを世に出すチャンスがなくなってしまう。家族や仲間といった身近な人達は、一番の理解者、サポーターとなる可能性があるのと同時に、目標を持って行動するときの大きなハードル（障害）にもなり得るのである。周囲の人達との関係を整えることは、生きていく上で非常に大切なことだろう。そして、身近な人達との関係は、意識しているかどうかに関わらず、個人の感情や行動を揺さぶる力を持っている。

　できるだけ健やかに生きていこうと思うとき、私は自分の外、すなわち、大きな社会、あるいは小さな社会の側を変えるということから行動するのには、限界があると考えている。社会を変えるための活動は、それがいかに重要なものであったとしても、確実な成果を表すまでに時間がかかるし、残念ながら成果につながらない場合もある。

　一方、自分の内面、すなわち心身のあり方は、工夫次第で変えることができる。これは、個人が身を守るための確実性の高い方法だと言えるだろう。さらに、心身のあり方について工夫することは、社会を変えるための活動に関わる人間においても不可欠なものである。それは、活動の基礎となる健康や活力を得ることにつながっている。

人は、ときに自分が生き延びるための長期にわたる戦い（「社会との戦い」と言ってもいい）に関わらざるを得ないことがあるものだ。やむなく戦いに関わることになったとき、あるいは、できるだけ戦いと関わらないように生きるためにも、内面を充実させることは大切だと思う。戦いというと大げさだけれども、それは広い意味では、先に述べたような「自分と周囲との関係を整える」ということと同じである。

本書は、西洋医学の医師であり、合気道をはじめとする東洋的身体活動に関わっている筆者が、「身体感覚を発揮して生きるとはどういうことなのだろうか」ということについて考えた本である。第1部は比較的硬めの論考で、M・チクセントミハイのフロー理論と、人間が日常的に行っている「非分析的判断」における身体の役割について論じている。大人から小学生に至るまで、仕事や学業、スポーツ、家庭生活など、身体を使った活動についての悩みは尽きない。この中から、たった一つしかない自分の身体の能力を十分に発揮することで、内面を充実させて生きるためのヒントを見つけていただけたら幸いである。

第2部は、身体に関連した随筆であり、これまであまり注目されることのなかった、医師自身の身体性についてとりあげている。さらに、現代社会で合気道などの東洋的な身体活動を行うことの意味合いについて、私自身の経験を通して記している。第1部が読みにくければ、第2部から読んで頂いてもいいのではないかと思う。

本書を通じて、読者の方々の個別の身体論、身体を通した物語が深く広がり、ときに愉しく混じり合うことを願います。

身体的生活　目次

第1部　チクセントミハイのフロー理論

第３章　身体と時間 ──『身体知性』への質問に答える 111

第2部　身体的生活

第1部

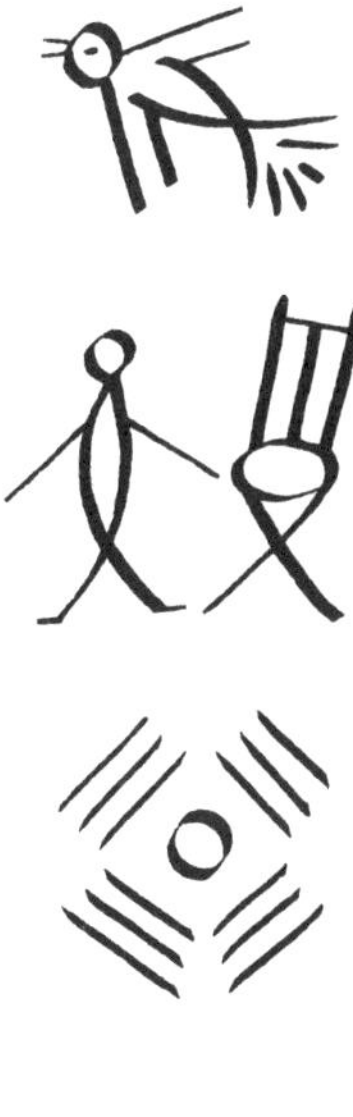

チクセントミハイのフロー理論

序章

よき人生を送るための理論

生物としての人間

生きることにおいて、すべての人はみなアマチュアだ。人間は、地球に生息する生命体の一種に過ぎず、進化の過程を経てどのような文明を作り上げたとしても、それらのすべては、人間という生物が地球に存在することの派生的事象にすぎない。当たり前のことだが、「職業」「生業」は、文明の成立とともに大きくのさばるようになった概念である。

大腸菌や、ゾウリムシ、モリアオガエルやインパラは、生まれて死ぬことに関して対価を得ることはない。地球に生息する生物という点で、人間もまたこれらの生物と何も変わるところはなく、ただ生まれて死ぬだけの存在である。社会的な地位がどんなに高くても、あるいは大きな成功によって一代では使い切れないような金銭的報酬を得たとしても、その人間が、「生まれて死ぬ」という最も根本的な性質から対価を得ることはない。

働くこと、あるいは職業人（プロフェッショナル）として活動することは、とても大切なことだ。働いてその対価を獲得することは、人間が生活する上で不可欠だし、報酬の多寡は、働くことへの動機づけにもなる。そして、現代社会においては、働く時間は個人の中で多くの比率を占めるので、働いている時間を良い心身の状態で過ごせているかどうかは、生物としての人間が、良い心身の状態を維持しているかどうかに直結することになる。

人間が生きることの目的

人間が生きることの目的はなんだろうか。生物学的に考えれば、ヒトは子孫を残すための行動を繰り返しているということになる。しかし、個々の人間の立場からこの問いへの答えを探し始めると、途端に難しくなる。

人間には、「自分」という概念がある。あるいは、「自分」というものがこの世の中に存在しているという認識を持っている。そして人間は、自分が生きているという状態について、それが自分の意志によって出発したものではないことを知っている。

ちょっと難しくなってしまったが、要するに人間は、「理由はわからないけれど、自分はこの世に生まれてきてしまった」という前提のもとで生活している。生まれてくる子供は、生まれる国や家庭を選ぶことができない。生まれながらにして、祖国や家庭を持たない子供もいる。個人の側から、人間が生きる（人生）ということを捉えると、その目的を普遍的に語ることはとても難しい。それは簡単に行ってはならないことのようにも感じられる。しかし、人間は生物として「生き延びる」という欲求を持っており、生きるからにはできる限り良い心身の状態で過ごしたいと考える人が多い。

人間は、自分がいつか消えてなくなる存在であることを知っている。それを知るようになった人間たちは、自分自身やまわりの人間が生きていく上で、大切にするべき物語を作り始めた。この物語は、価値観とか、死生観なども言い換えることができる。生まれ持っての性質や、環境によって、個人の持つ物語は様々だけれども、その物語は、個人レベルだけで形成されているものではなく、道徳や社会規範という形で、個々の人生を形作ったり縛り上げたりもしている。

自分が生活している社会と馴染みよい物語を持っている人は幸せだが、社会のあり方は常に変化するので、社会が求める物語と、個人が求める物語が同じ方向を向いているとは限らない。とくに、社会的に立場の弱い年少者や高齢者、そして、祖国とは異なる国に住む人や性的マイノリティなどは、社会が個人に対して求める物語と、個人が大切にしたいと考える物語の間に大きな摩擦を感じることがある。世の中には、摩擦を摩擦として感じることができないままに、生きづらさを抱えている人の方が多いかもしれない。

良き人生の本質

インターネットや、ソーシャルネットワーキングサービス（SNS）の普及により情報化が進むと、社会全体を包んでいるいくつかのわかりやすい物語が個人に押し寄せてきて、知らず知らずのうちに個人の物語が軽視されたり、抑圧されたりすることがある。社会全体が個人に対して強要する物語の中には、大企業や政治の力が影響しているものも多い。しかし、個人が社会的要求とは少し距離をおいて、自分自身が本当に求めている物語（価値観、死生観）を理解し、それを大切にすることは、人間の「より良い状態で生き延びたい」という気持ちを尊重するうえで、とても重要と私は考えている。

話を「アマチュア」のことに戻すと、アマチュアとは、対価ではなく行動そのものにやりがいや喜びを感じる人のことである。自らの意志でこの世に生まれてきたわけではない人間にとって、その人生に喜びややりがいを抱くことができるかどうかは、切実な問題である。仕事によって金銭的な報酬を得ることは、人生における本質的な目的ではない。それは、人生を成り立たせるための手段の一つにすぎない。

現代社会において、プロフェッショナルとして生きる人達が、自分のパフォーマンスにやりがいや喜びを感じることと、パフォーマンスから対価を得ることとはがっちりと絡み合っている。しかし、この二つは厳密に考えれば区別可能なものだ。「対価」は、人間が本能的に持っている競争心とコネクトしたときに大きな力を見せつけるが、所詮、社会システム上の約束事に過ぎない。高額の金銭的報酬は、人を幸せにする可能性はあるが、決して幸せを保証するものではない。良き人生の本質は、プロフェッショナルとして対価を獲得することの中にあるのではなく、パフォーマンスそのものから得られる経験の内にある。

『身体知性』に寄せられた二つの質問に答える

2012年から2017年までの6年間、大阪にある相愛大学で「身体論」の講義を担当した。一言で身体論といっても、そのアプローチは、哲学、宗教学、医学、スポーツ行動学など様々なものがある。私は西洋医学の内科医であり、合気道に携わっているので、「現代社会における身体の扱い方」「東洋と西洋の身体観の違いと共通性」という視点から講義を行った。このテーマは、「身体経験の質の向上は、いかにしてもたらされるのか」「個人が「良き人生」をおくるためには、身体とどのように関わっていくべきなのか」という問題につながっている。

6年間にわたる学生のみなさんとの交流によって痛切に感じたのは、現代の大学生達が、「充実した気持ちで生きたい」「のびのびと自分の力を発揮して、人生に喜びを感じたい」という思いを強く持っているということである。さらに、現代の大学生は、自分が考えていることを自分の中に閉じ込めておく傾向が強いように思われた。その一方で学生達は、現状において一定レベル以上の寂しさ、孤独感を抱えていて、潜在的に周りの人達との良好なコミュニケーションを求めているようにも感じた。それは学生に限らず、現代を生きる全ての世代の人達に共通する傾向と言えるのかもしれない。

相愛大学で行った授業の一部は、前著『身体知性　医師が見つけた身体と感情の深いつながり』の中で取り扱っている。この本では、西洋（医学）と東洋的な身体観の違いについて説明するとともに、西洋文明の特徴である、「分析に基づく意思決定プロセス」と、それを補完する「非分析的判断」について論じた。簡単に説明すると、「身体知性」とは、非分析的判断を行うときに機能する身体の役割のことである。この本については色々な感想を頂戴したが、特に次の二つの質問が印象に残った。

① 「非分析的判断」とはどのような時に行い、どうやったらその精度があがるのか？
② 「非分析的判断」を行うための身体感覚は、どうしたら高まるのか？

言うまでもないことだが、社会生活上の判断を自分にとって好ましい形で行うことは、「良き人生」を送るうえでとても重要なことである。そこで本書では、人間の非分析的判断に関するこの二つの質問に答えていきたいと思う。そして、質問への答えを述べる準備として、M・チクセントミハイの「フロー理論」とその関連事項を紹介、考察する。フローは、身体を介した人間の経験についての理論である。

非分析的判断は、重要な場面で必要になる

『身体知性』に寄せられた質問を受けて、非分析的判断とフローに関連することについて

少し述べてみたい。

社会生活を送る上では、様々な判断が求められる。分析や論理に基づいて判断を行うことは、西洋医学に代表されるように、日本を含めた西洋的な文明社会の基盤になっている。仕事の場面においても、学校で国語や数学の試験問題を解く場合でも、論理的な整合性が要求される。しかし、社会生活におけるすべての判断が、分析的・論理的に行えるわけではない。判断を行うのに十分な根拠が存在しなかったり、判断のための根拠を見つける時間的余裕がなかったりすることもある。

また、仕事の場合は学校の試験とは異なり、あらかじめ正答が存在しない問題に対して判断を行う必要がある。一般に、人生に大きな影響を与える判断は、あらかじめ正答が存在しない問題に対して行う場合が多い。例えば、結婚や、進学・就職先の選択、起業など、これらの問題についての判断は、どれだけ慎重に準備を行っても完全に未来を予測することができない。このような状況で行う判断が、「非分析的判断」である。

感情は、身体によって作られる（ソマティックマーカー仮説）

私の授業を履修した学生達に、「感情とは、人間の原始的な機能だと思いますか？　そ

れとも、人間において発達した高度な機能だと思いますか？」と尋ねると、その答えは、前者と後者でほぼ半数ずつに分かれる。学生達は、感情の変化が人間の判断を揺さぶるということを経験的に知っているし、感情を持たないコンピューターなどの電子機器が、迅速で正確な計算をクールに行うことも知っている。

今、「クール」という言葉を使ったが、この言葉には、「感情を差し挟まないさま」「周りに揺さぶられず、冷静な様子」「格好いい様子」というような意味が含まれている。一方、「感情」という言葉は、「心の動き」のことを意味しており、この言葉のイメージには、生物的な温もりとか、不正確さを伴う揺れ動きなど、非科学的で原始的なものが含まれている。

しかし実は、脳科学の世界は「感情」を、人間において発達した高次機能と位置づけている。人間が行う非分析的判断では、感情が重要な働きを持っている。神経生理学者のA・ダマシオは、①脳（前頭葉）の損傷によって、感情の適切な成り立ちに障害が起こると、将来予測を含めた真っ当な判断が不可能になること、②人間の感情の成り立ちには、「身体」が重要な役割を担っていること、を明らかにした。

事故や脳腫瘍などによって前頭葉の特定の部分に損傷が起こると、人間は、先を見越した判断ができなくなって、言動が粗暴になったり、異常なギャンブリングや、無謀な投資などの短絡的な行動をとったりする場合がある。即ち、社会生活を維持するための真っ当で合理的な判断ができなくなってしまうのである。いわゆる正常な脳は、「汚い言葉遣いで相手に話しかけたら、人間関係が壊れてしまうな」とか、「リスクを考慮せずに大量の株を買ったら、大損してしまうな」といった将来予測を働かせることで、人間が社会生活を安全に過ごすことができるように機能している。しかし、前頭葉に損傷を負った患者は、このような将来予測を働かせることができなくなってしまうのである。

ダマシオは、前頭葉損傷患者が社会生活上の問題を引き起こすのと同時に、健常人では見られないような感情の平板化（気持ちの浮き沈みがなくなってしまうこと）を起こしている場合があることを見つけた。そして、それをきっかけに、前頭葉の「前頭前野腹内側部」という場所が、感情の形成と、それを介した意思決定に重要な役割を持っていることを明らかにした。前頭葉による将来予測の働きは、感情形成とセットになって行われていたのである。

例えば、「こんな悪い言葉遣いをした後には、自分も相手も嫌な気持ちになるだろうな」という考えを抱くということは、自分の感情の状態に気づいたり、感情の変化に想像力を働かせたりしているということなのである。だから、脳の損傷によって感情形成自体が上手くいかなくなると、合理的な将来予測を行うことができなくなってしまうのだ。

さらにダマシオは、人間の感情の形成には、様々な知覚、感覚を情報として収集している「身体」の役割が不可欠であり、「身体がなければ、感情は生まれない」という学説を提唱した。これが、ダマシオのソマティックマーカー仮説である。ソマティックとは、「身体」という意味であり、マーカーというのは、身体によって発言される「しるし」のことである。すなわちダマシオの研究は、「身体経由で、感情を適切な状態に保つことが、合理的な判断を行うことにつながる」ということを示したのである。

フロー理論とポジティブ心理学

ダマシオの研究に先んじて、心理学者であるＭ・チクセントミハイは、人生における「経験の質」を向上させることが、生きがいや、生きる上での充実感につながり、そのためには意識の統制が重要であるということを、フロー理論によって説明した。

１９７０年前後に始まったフロー研究は、ポジティブ心理学という枠組みの中に位置づけられている。ポジティブ心理学は、アメリカでセリグマンらによって１９９０年代に提唱されはじめた心理学の一領域である。ポジティブ心理学が生まれる前の心理学は、精神の病を説明したり、治療したりするための学術的基盤という面が非常に強かった。そのような状況で、正常状態での心理や、良いパフォーマンスと結果につながるような心の働きについても研究の必要性が訴えられるようになり、次第に盛んになっていった。ポジティブ心理学に対しては、一定の重要性が評価される一方で、どこか胡散臭さやその名前が感じさせる功利的な印象に対して、猜疑心や軽蔑のまなざしが向けられるところがあった。ポジティブ心理学よりも古い歴史を持つフロー理論もまた、ビジネスマインドや自己啓発との関連から、おなじように胡散臭いものとして警戒されるところがあった。フロー理論を、自分のビジネスや立身出世に利用しようとする人達がそのような印象を作ってしまったところもある。

人生を、意味あるものとして構築するために必要な要素はなにか？

しかし、フロー理論の提唱者であるチクセントミハイは、「人生を、意味あるものとして構築するために必要な要素はなにか？」という切実な問題を明らかにする過程でフロー理論を提唱するに至った。人間が、人生の大きな困難に遭遇した時に、破滅する人と、それを乗り越える人の違いはなにか。チクセントミハイは、この問いの答えを探す研究をすすめていき、その後、『フロー体験　喜びの現象学』という本を記した。この本の序文で、チクセントミハイは、フロー理論が、世の人に与える第一印象に対する危惧を、下記のように述べている。

> 本書は――喜び、創造、生活への深い没入過程など――私がフローと呼ぶ人間の体験の能動的側面についての二〇年ほどの研究成果を一般向きに要約したものである。これには多少の危険がともなう。このような問題についての議論というものは、学術論文の形式から解放された途端に軽薄なものか大げさなものになりがちだからである。
> （『フロー体験　喜びの現象学』世界思想社、序文vii。傍点は、原文のまま）

このような危惧を持ちながらも、チクセントミハイが一般書としてフロー理論についての本を記すことになった理由は、人生において、楽しさ、充実感が生み出されるときの法則やプロセスを一般読者に対して示したかったからである。チクセントミハイは先ほどの文章に続けて、このように述べている。

> 本書では、退屈で無意味な生活を楽しさに満ちた生活に変えるためのいくつかの一般的な原理を、その原理を適用してきた人々の具体例を添えて示している。そこに安

易な近道があるという保証はない。しかし、このようなことに関心をもつ読者が理論を実践に移すための情報は十分に含まれているはずである。

（『フロー体験　喜びの現象学』序文vii。傍点は、原文のまま）

フロー理論を噛み砕いた形で考察する

アメリカで1990年に出版されたこの本は、読者に大きなインパクトを与えた。日本語版は、チクセントミハイの共同研究者である今村浩明の翻訳によって1996年に出版された。先ほども述べたが、この本は、チクセントミハイの「人間が、自分の人生を意味あるものとするためには何が必要か」という疑問を明らかにする形で記されている。チクセントミハイがこの本を出版したことは意義深いことだし、実際に、その主旨を受け取って世界中の多くの人がこの本を手に取っている。ただ、長年の学術研究と、非常に多くの研究対象への取材を基にして書かれたこの本は、一般書としては少し難しい印象があり、本当にこの本を必要としている人には読みにくさを感じさせるところがある。

チクセントミハイのTEDトークをご覧になるとわかって頂けると思うが、彼は、話の本題に至るまでに少し遠回りをして説明する傾向があり、その傾向が、『フロー体験　喜びの現象学』の書かれ方にも色濃く出ている。それが彼独特の懐の深さや、滋味深さを出しているのだけれども、波長が合わない人に対しては退屈で小難しい印象を与えるだろう。そこで本書では、フロー理論を紹介する上で、『フロー体験　喜びの現象学』を嚙み砕いた形で考察したいと考えている。

フローは、限られた人だけが経験するものではない

チクセントミハイは、「経験の質」を高めることが生活の充実や喜びにつながり、そのために重要なのが、意識の統制であると述べている。フローとは、行動の対象に深く没入した状態のことを指し、人間がレベルの高いパフォーマンスを行っているときに見られる。「レベルが高い」というのは、他人と比べた場合のことではなく、あくまでも自分の中でのことであり、特に深い精神の集中と、自己最高レベルのパフォーマンスが発揮されている状態のことである。

フローは、トップアスリートに限らず、子供から高齢者まで意識を持つ全ての人間において認められる可能性がある。意識が最高の状態で統制されているこの状態のことを、チクセントミハイは「最適経験」と称している。チクセントミハイは、フロー理論を最適経

験の科学と考えている。チクセントミハイが最適経験を体験した人に直接面接をして、自分が最高の状態であったときにどのように感じたかについて尋ねると、「流れている（floating）ような感じだった」「私は流れ（flow）に運ばれたのです」というような説明をした。これが、チクセントミハイが最適経験を「フロー」と呼ぶことになった理由である。

フローは、非分析的判断の精度をあげるのか？

「フローは、非分析的判断の精度をあげるのか？」という問いの答えは、ごく簡単にいうと、「イエス」である。しかし、少し考えてみると、これはそれほど単純な問題ではなく、複雑な要素を持っている。その理由をここでは二つあげたい。二つ目に紹介することが重要であり、一つ目はやや派生的だが、フロー理論の根幹を考える上で大切である。

この問題が単純ではないことの理由の一つ目は、「フロー状態に入ることは、何らかの良い結果をもたらす」という考えを持ちすぎることが、その人間をフローから遠ざけてしまう、ということである。フローは、当事者が特定のパフォーマンスに取り組んでいるときに、第1章で説明するようないくつかの条件が重なることで、「もたらされる」状態である。だから、フローに入ることを過度に求める姿勢は、人間をフローから遠ざけてしまうのだ。自分が好意を持っている人に対して気遣いをしすぎると、かえって恐縮されたり警戒されたりして、関係に距離を置かれてしまう構図と近いかもしれない。

また、「理想的な境地は、求めれば求めるほど遠ざかってしまう」というのは、日本の武術における思想的な根幹の一つでもある。例えば、柳生宗矩はそのような「求める」心理的姿勢のことを「病」と称して、避けるべきものとして説明している（『兵法家伝書』）。

人間の意識は、一時に処理できる情報処理量に上限がある

フローは、パフォーマンスの過程において個人が経験する「ほとんど完全な、行為への没入状態」を指す。まさに全力で物事に向き合っている状態なので、人間がフローに入れば、成果は導かれやすくなるだろう。しかし、「もう少しでフローに入りそうだ」「もう少し感覚を研ぎ澄ますことができれば、もっと自分のパフォーマンスは上がる」というような考えが生じれば、それが個人をフローから遠ざけてしまう。人間の意識はとても複雑で、併走的に複数の行為（行動や思考など）を進行させることができる。しかし、この併走状態が、深い集中力の発揮を妨げてしまう。チクセントミハイはこのことについて、人間の意識の限界について例をあげて説明している。

人間の意識は併走的に物事を処理することは可能だが、一時に処理できる情報の処理量には上限がある。フローとは、その情報処理能力のほとんど全てが主たるパフォーマンスに投入された状態であり、同時に他の対象にも情報処理能力の一部が使用されてしまうと、人間は、フローに入ることができなくなってしまう。「もう少しで、フローに入りそうだ」という考えは、パフォーマンスの隙間に生まれる自意識の代表的なもので、これを上手にやり過ごすことができれば、主たるパフォーマンスに集中できるようになる。しかし、自意識がどんどん膨らんでしまったり、自意識の内容への執着が強くなったりすると、人間はフローから遠ざかってしまう。

このような「困難」は、日常生活でも経験されることだが、これは、訓練によってかなり克服できるものとも考えられている。トップアスリートの多くは、注意対象の切り替え、ルーティンの活用、呼吸法の応用などによって、自分なりにフローへの入り方を確立している。

フロー理論に対して、胡散臭さを感じたり警戒心を持ったりする人の中には、「フローというものについては分からなくもないが、それに執着しすぎたら、その状態に入れるはずがない」という感覚を抱いている人が多いのではないだろうか。それは確かにその通りであり、チクセントミハイはそのことを理解したうえでフロー理論についての説明を行っている。

自らの判断を、肯定的に解釈することの重要性

「フローは、非分析的判断の精度をあげるのか?」という問いが複雑だということのもう一つの理由は、非分析的判断というものが「精度」という尺度で評価可能か、という問題があるからである。

もちろん、すべてが分析的に判断できない状況で行った意思決定について、後から振り返って、それが「正しかった」「誤っていた」と検証できることはあるだろう。しかし、非分析的判断とは、予め正答のない問題（結婚、就職、起業、投資、採用などの人事的判断など）に対して行うことも多い。これらのことは、何をもって正答と考えるかということがとても重要になる。あるいは、このような問題について正誤を検証している時点で、それは「誤り」ということになるのかもしれない。

荒波の中を航行する船の船長は、2時間前に行った自分の判断について後悔している暇はない。過去に自らが行った判断のプロセスについての検証は、いずれは必要なものだろうが、悪コンディションの中を航行する船長にとって最も重要なのは、「今、ここ」で行

うべき判断に集中することである。

社会生活における非分析的判断でも同様のことが言える。過去において、予め正答がない問題に対して行った判断について後悔しても無駄であり、常に「今、ここ」で行う判断に、すべての意識を注ぐ必要がある。別の言い方をすれば、「あのとき、こうしておくべきだった……」という具合に、自分が過去に行った非分析的判断を否定的にとらえるよりも、自分が行った判断について、可能な限り肯定的に解釈をする柔軟な姿勢が、「今、ここ」での感情の状態を良いものにして、良好な意思決定をもたらす可能性を高くする。ということは、非分析的判断についは、客観的なスケールで精度を査定することも必要だが、過去に行った自らの判断を「良い未来につながるような形」、で解釈する能力が大切ということである。

結婚の相手を選ぶときに、もちろん「明らかに間違いだった」というケースはあり得る。しかし、過去に行った自らの結婚という判断を柔軟に解釈する姿勢をもつことは、次に行う判断がどのようなものであれ、たとえ離婚という判断を行う場合でさえ、人生を良い方向へつなげていくだろう。残念ながら人生は、すべての「航行」を終えたあとで、それを自ら振り返ることは不可能である。個々の人間にできることは、常に現在進行形の「航行」のみである。

プロ棋士に見られる、感情の状態

フローは、将棋やチェスの対戦においてよく経験されることが知られている。プロの棋士やチェスプレーヤーは、対戦前に、過去に行われた対戦内容（棋譜）を分析・研究する。そして、実際の対戦では特に緊迫した場面で、直観を頼りに判断を下す傾向がある。

将棋の羽生善治永世七冠は、将棋における直観力の重要性について言及している。将棋の対戦の緊迫した局面では、直観力、すなわち非分析的判断力が非常に重要であり、特に深い集中力を発揮した状態（すなわちフロー状態）では、感情は静かに流れる川のような様子になっている。

後ほど解説するが、感情が穏やかで混乱を来していないことは、人間がフローを経験する上で重要であり、人間が最高のパフォーマンスを発揮するときは、過度な興奮や落ち込みは認められない。これらの感情のゆらぎは、人間の深い集中を妨げるのである。感情の起伏とパフォーマンスの関係については、他の観点からも第1章で述べたい。

フロー理論は、「統制」を介して非分析的判断と関係している

チクセントミハイのフロー理論の重要性は、「フローを妨げるもの」についての考察によるところが大きい。フローとは、積極的にそれを求めることよりも、フローを妨げるものを丁寧に取り除いたり、落ち着けたりすることで身近になってくるものである。様々な逆境へ適切に対処することによってもたらされたフローは、穏やかで力強く、心身にある種の「統制」がもたらされている状態である。これは、心身が何かにコントロール（操作）されている状態ではなく、心身に一体感、統一感（integration）が表れている状態と考えてもらうとよい。

人間の内外の条件が整うことでもたらされるフローは、情報収集装置としての身体の働きを高め、直観力の発揮に代表される、人間の非分析的判断の遂行において重要な働きを担っている。

では引き続いて、フロー理論の解説と、関連事項についての考察から行いたい。これは、①「非分析的判断」とはどのような時に行い、どうやったらその精度があがるのか？②「非分析的判断」を行うための身体感覚は、どうしたら高まるのか？という質問へ回

答するための準備ということになる。

第１章

フローに入るための八つの条件

チクセントミハイのフロー理論を紹介する

この章では、チクセントミハイが提唱したフロー理論について説明したい。フローの感じられ方や、人がフロー状態に入るための条件を知り、読者のみなさんがご自身の生活の中でそれらを掘り起こす手がかりにしてもらえたらと思う。理屈っぽいことには興味がなく、「とにかくフローに入るための条件を知りたい」という人は、この部分を読めばフローの概要がわかるようになっている。次の章では、フローの条件についての補足、とくに心理的混乱への対処法について述べる。

フローを成立させる八つの条件

あらためて、フローとは何かということを確認しておくと、チクセントミハイはフローの端的な説明として下記のように述べている。

> 私はフロー——一つの活動に深く没入しているので他の何ものも問題とならなくなる状態、その経験それ自体が非常に楽しいので、純粋にそれをするということのために多くの時間や労力を費やすような状態——という概念に基づく最適経験の理論を作りあげた。
>
> （『フロー体験　喜びの現象学』5頁、傍点は原文のまま）

そして、人間がフローに入るための条件として八つの項目を上げている。

①現在の能力を伸長させる挑戦の機会。自分の能力に適合した水準で挑戦を行っているという感覚。

②明瞭で手近な目標と、即座のフィードバック。

③その瞬間にしていることへの強い、焦点の絞られた集中。
④行為と意識の融合。
⑤社会的行為者としての意識（内省的自意識）の喪失。
⑥自分の行為を統制できるという感覚。次に何が起ころうとも、それへの対処方法がわかっているという感覚。
⑦時間感覚のゆがみ。
⑧活動を行う経験自体が内発的な報酬となる。

（『フロー理論の展開』今村浩明、浅川希洋志編、世界思想社、2-3頁より。一部改変）

最初の二つが環境的要因と関連が深いもので、残り六つがフロー状態で認められる主観的条件である。フロー状態を得るためには、自らの工夫と周囲の協力によって環境を整えることが大切であるということがわかる。

内的な経験や感覚の充実こそが重要

年齢を問わず、仕事や学業、趣味、スポーツなど自分が行う活動に深く集中して、充実感を得たいと考える人は多い。ただ、これらの活動を通して最終的に求めるものが、活動の結果もたらされる「成果」なのか、活動によって享受する内的な「経験」または「感覚」なのかということの境目は、曖昧になってしまいがちである。この曖昧さの出現はある意味もっともなことでもあって、その理由は、個人が特定の活動に対して深く集中した状態になれば、成果もまた得られやすいことを皆知っているからである。私を含めて多くの人は、成功へのかすかな希望を視野の隅っこに置きつつ、目の前の活動に没頭したいと思っている。

ただ、心の隅っこの方で静かにしておいてもらいたいと思っている成功への欲望は、油断すると知らないうちに拡大しやすい性質を持っている。現代社会では、どうしても外部評価に用いられやすい、成功（活動の成果）に重点が置かれがちである。そして、ともすると、活動にともなう内面の充実に価値を置くという態度は、成果を得ることに対して正面から向き合わないための言い訳、成功のために避けられない困難から逃れるための屁理屈と取られることさえある。

しかし、序章でも述べたように、人生において、生活そのものから充実感を得るのは重要なことで、それは人生全体の意義にさえなり得る。本来は、活動による成果もまた、その後の人生の充実に役立てるべきものであって、成功を過度に追求する姿勢が、後悔心などの心理的混乱や、ハラスメントを含めた修復できないほどの人間関係の破綻につながってしまうのは、とても残念なことである。

フロー理論の重要なポイントの一つは、「人間が、様々な活動を通して得られるものは何か」を考えるときに、人生全体を一歩引いた視点から眺めることで、トロフィーや賞品や賞金を獲得することよりも、それらもひっくるめて、「人生で過ごす時間の充実にこそ価値がある」という考え方をすることにある。言い換えると、フロー理論は様々な活動を通して内的な経験や感覚の充実こそが重要だとしている。そしてチクセントミハイは、その内的経験の充実が最終的には社会的な報酬に結びつくことを決して否定はしないが、フロー状態が、社会的報酬につながるということを強調することには一定の警戒心を示している。フロー理論を提唱することが、「社会的成功への法則」としてひとり歩きしてしまうことは、フロー理論の根幹と矛盾することになってしまう。大切なのは、フローそのものは社会的な報酬とは切り離された、個人的な経験の充実についての理論だということである。

それでは、フローに入るための条件の説明を始める。フロー状態を得るための第一の条件は、活動の目標設定に関することである。

①自分の能力に適合した水準で行う挑戦

これまで何度か触れたように、フローとは活動に深く集中している状態である。これは、自分の能力に対して高すぎも低すぎもしないレベルの活動（挑戦）を行っているときに生じる。

> 日常生活では、課題が自分の能力に対して高過ぎると感じることがしばしばあるが、そうしたとき、挫折感や不安を経験する。あるいは、自分の潜在能力がそれを発揮するための機会よりも大きければ、退屈を感じることになる。
>
> （『クリエイティヴィティ』M・チクセントミハイ、世界思想社、126頁）

フローに入るためには、まず第一に、挑戦のレベルを正しく設定することが重要である。テニスを始めたばかりの人は、「ボールの壁打ちを10回連続で成功させる」という挑戦でフローに入る可能性があるが、試合に出るレベルのテニスプレーヤーに対しては、これでは設定する挑戦のレベルが低すぎる。チクセントミハイは、挑戦レベルの設定と心理

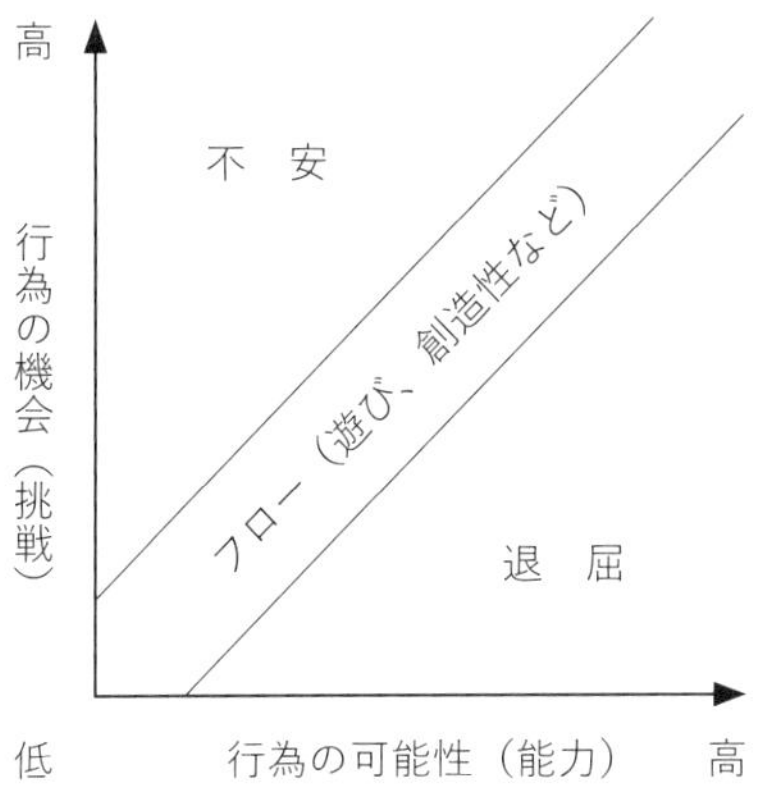

図１　フロー状態の初期モデル

出典：『フロー理論の展開』今村浩明、浅川希洋志編、世界思想社、17頁

状態の関係について、図1のような説明をした。

人間が、自分の能力に対してレベルの高すぎる挑戦を行うと、不安な心理状態に陥りやすい。例えば、到底歯が立たないような強い選手とテニスの試合をすることになれば、選手は不安な気持ちになりやすい。そして、その不安感が選手から最高のパフォーマンスを奪ってしまう可能性がある。一方、挑戦のレベルが自分の能力と比べて低く抑えられていて、十分な能力を発揮しなくてもクリアできるようなものだったら、人間は退屈を感じてしまう。先ほど述べたような、「十分な経験を積んでいるテニスプレーヤーに、ボールの壁打ち連続10回を挑戦させる」という例を思い出してもらうとよいだろう。そして、自分の能力と挑戦のレベルが釣り合っていれば、人間は行為に集中する可能性が高くなり、フローに入りやすくなる。

適切な挑戦レベルの設定が重要

これに関連しては、大切なことが三つある。

一つ目は、フローは、トップアスリートのような限られた人だけのものではなく、適切な挑戦さえ設定されれば全ての人に経験されうるものだ、ということである。

二つ目は、活動を行う個人や指導者が、挑戦レベルの設定を工夫することの重要性である。仕事や学業、競技スポーツの試合などでは、挑戦(課題)のレベルが、個人の能力と比べて高く設定されてしまうことがある。もう少し正確に言うと、客観的には個人の能力に比べて挑戦のレベルが適切でも、個人にとっては「自分には、挑戦のレベルが高すぎる」と感じられてしまうことがあるのだ。そして、フローの条件について考える上で大切なのは、あくまで個人の中で(主観的に)、「自分にとってこの目標は難しすぎる」というネガティブな感情が生まれることがフローを遠ざける、ということなのである。

このような時に、個人や指導者が行うべきことは、「対外的な挑戦のレベルが高い」と本人が感じているのならば、そこに至る段階までの到達目標を細分化して、個人の(主観に基づく）レベルにあった挑戦を段階的に設定することである。この工夫により、個人は、不安感が取り除かれることで、目的とする活動そのものに集中しやすくなる。例えば、試合の勝敗にこだわるのではなく、試合中の特定のプレーの質に意識を集中する、などの例があげられる。

三つ目は、二つ目のことと関係が深いが、目標が達成できなかったときへの対応である。設定した目標や挑戦に対して、十分な努力やパフォーマンスができなかったときに、それを個人の怠惰さや、精神面の弱さに帰着させるケースが多い。しかし、目標を達成できなかったということは、最初から挑戦のレベルが個人が思っている以上に高すぎたからかもしれない。目標を到達できなかった場合は、設定された目標が高すぎて無意識のうちに不安を感じ、そこから逃避的になっている可能性もある。

上手くいかないときは、挑戦のレベルを丁寧に再設定することが重要で、個人の能力の低さや、精神的なもろさを過剰に責めてもメリットは大きくない。もちろん、目標達成への強い意思を持つことや、ネガティブな感情を乗り越えて継続的に活動に打ち込む姿勢は重要だが、個人が活動を行うことに対して積極的な気持ちを抱きやすいような目標設定をプロデュースすることが大切である。

②明瞭で手近な目標と、即座のフィードバック

先ほど、挑戦レベルを適切に、ときには細分化して設定することが大切という話をしたが、細分化された目標が達成されると、「目標に到達した」「挑戦をクリアした」というポジティブな感覚が、活動へのより深い集中をもたらす。

目標の達成とまでは行かなくとも、活動を通して得られるフィードバックもまた、小さなレベルでの積み重ねが人間をフローへ導くきっかけになる。ピアノやバイオリンで、スムーズに弾ききることができないフレーズを反復練習によって弾けるようになった瞬間、あるいは、サッカー少年が、練習で身につけたステップを用いてディフェンスを抜き去った時、このような成功体験がフィードバックである。

競技スポーツを例にとると、バスケットボールとサッカーを比べた場合、バスケットボールの方が一試合に入る得点が多いので、「シュート」という行為から得られるフィードバックの機会はサッカーよりも多いということになる。しかし、先ほど上げた少年の例のように、スポーツでは得点の場面だけからフィードバックを得られるわけではなく、パスプレーの成功や、バックス選手同士での連携的なディフェンスで相手の攻撃を防ぐこと

など、様々な局面での行為がフィードバック（成功体験）として積み重なり、フローという深い集中状態へ入ることを後押しする。

ここでも大切なことは、適切な目標や挑戦を持てている個人は、成功を成功として認知する能力が高くなり、フローへ入る可能性が高くなることである。活動に積極的な気持ちで参加していても、自分だけの挑戦や目標設定、行為の価値判断を持てていない人は、疲労によって注意が散漫になりがちで、ゴール（得点）というような、わかりやすいがハードルの高いフィードバックにしか反応できなくなってしまう。

行為への意味づけ、言い換えるなら、良いパフォーマンスと、良いとは言えないパフォーマンスの違いについて独自の価値観を持っている人間は、フローに入りやすくなる。一方、試合の勝ち負け、スコア、採点結果など、大きなアウトプットでしかパフォーマンスを評価できないタイプの人は、結果だけにこだわりがちで、行為そのものに集中できなくなってしまう。これはスポーツに限らないことで、良いフィードバックを高頻度で得られるということは、個人が行動の内容に対する高い解釈能力を有しているということと関係が深い。

チクセントミハイは、著書の中でフィードバックの例として、「チェスの対局における局面の変化」「ロッククライミングにおける、登攀の積み重ね」などを上げている。また、フィードバックは短期的なものとは限らないとされていて、単独海洋航海で不安な日々を過ごした後に姿を現す島影や、継続的に世話をし続けた結果、成長を見せる植物の姿などもフィードバックの例として取り上げられている。これらの長期的なスパンでのフィードバックは個人の中で成功体験として蓄積され、その後、短期的なフィードバックが得られない状況で活動の継続に不安を感じるような状況に陥っても、前進を後押しする力（忍耐力につながる経験的財産）になる。

③その瞬間にしていることへの強い、焦点の絞られた集中

フローの条件の三つ目からの項目は、個人の主観的状態についての説明になる。「強く、焦点の絞られた集中」は、フローを説明する上でもっとも代表的な精神状態である。他の何事も考える余裕を持たずにひとつの物事に集中する、という状況は多くの人にとって想像がつきやすい状態ではないだろうか。例えば、映画鑑賞、窓の拭き掃除、縫い物、内野手がライナー性の打球に反応して飛びつく瞬間、熱いうどんを舌がやけどを負わないように気をつけながら食べ始める瞬間……などなど、日常生活のあらゆる場面で経験することである。

いくつかの例を上げたが、フロー状態で見られる深い没入は、ある程度以上の長い時間の集中状態を指すことが多い。縫い物や、試合が緊迫した場面を迎えたときのピッチャーや内野手を想像してもらうとよいだろう。ただ、うどんを食べ始めるときや、鋏で紙を綺麗に切ろうとするときなど、ごく短時間で活動に集中することの重要性を指摘する研究者もいる。このような非常に短い時間に出現するフローを特に「マイクロフロー」と呼び、マイクロフローを多く得ることが、人生における経験の質の向上につながるとも言われている。

チクセントミハイは、登山家へのインタビューから、強い集中状態について以下のような例を上げている（以下の引用は、インタビューを受けた登山家の言葉）。

「［登っている］時は、登山以外の生活のゴタゴタなど意識しませんね。登ることとそれ自体が一つの世界になり、それだけが意味をもつのです。集中です。いったんそうなると、それは信じられないぐらい現実的なものになり、そのことに身を委ねてしまう。それが自分の世界のすべてになります」

（『フロー体験　喜びの現象学』75頁）

また、最高のパフォーマンスをするために必要な、集中の状態を説明している例として、世界的に有名な陸上ハードル競技選手であるエドウィン・モーゼスの言葉を紹介している。

「心が完全に澄んでいなければなりません。相手と戦うという事実、時差、食べ物の変化、ホテルで眠ること、そして個人的な問題などは意識から消してしまわねばなりません――そんなことは初めからなかったようにね」

（『フロー体験　喜びの現象学』75頁）

強く焦点の絞られた集中が、フロー状態を得るためにどうして必要なのか、ということについては、集中力がそがれている状態と関連して後述したい。

④行為と意識の融合

行為と意識が融合しているということは、活動に必要なパフォーマンスに十分習熟した状態になっており、特別の意識を持たなくても必要な行動が自動的に進行するような状態である。そして、行動が自動化するということは活動に習熟しているだけではなく、行為そのものへの深い集中が必要である。チクセントミハイは、次のように説明している。

ある状況のもとで挑戦目標を達成するためにすべての能力が発揮されねばならない時、注意は完全にその活動に吸収される。（中略）すべての注意は必要な刺激に集中している。
その結果、最適経験が生じる時の最も普遍的で明瞭な特徴が現れる。つまり、自分のしていることにあまりにも深く没入しているので、その活動が自然発生的、ほとんど自動的になるということであり、現在行っている行為から切り離された自分自身を意識することがなくなるということである。

（『フロー体験　喜びの現象学』67頁）

少しわかりにくいかもしれないが、注意（集中力）のすべてが目の前の活動に投入された状態になると、自分自身の状態を観察したり、認知したりすることがなくなる、ということである。先ほど活動の習熟度について述べたが、例えばピアノでもダンスでも、一連のパフォーマンスの中に間違えやすいポイントが存在している間は、その部分に特別の意識の投入が必要とされるので、行為と意識の融合は得られない。一方、スムーズに活動が進行するまでに習熟すると、成功の積み重ねがフィードバックとして個人に影響を与え、意識が行為の中に吸収され、その行為は自動化しフローがもたらされる。

活動する自分に対する意識がなくなると、その状態を後から振り返ったときに、自分自身に起こったことであるのに、それがあたかも別人に起こったことであるかのように思い出されるということが起こる。フロー状態で行ったパフォーマンスは、細かい点まで説明することができるのに、それら全てのことは、まるで他人事のように、「気がついたら全てが終わっていた」というような感覚を、しばしば同時に行為者に与える。ロッククライミングの最中に、特別の意識を働かせなくても次に手を伸ばすべき岩に対して手が自然に伸びる。子供に絵本の読み聞かせをしている間に、自分自身の意識が絵本と自分の発声の中に完全に呑み込まれてしまう、というような例が上げられる。

⑤内省的自意識（社会的行為者としての意識）の喪失

フローの条件の中で、④と⑤は、③の「焦点の絞られた集中」について、少し詳しく説明した項目ということもできるだろう。フローでは、「焦点が絞られた集中」の状態がなによりも重要であり、④は、その深い集中の結果「動きが自動化している状態」を特に説明している。そして、⑤「内省的自意識の喪失」の項目は、深く焦点が絞られた集中は、自分に対する意識によって、邪魔される場合が非常に多いということを強調して説明している。

日常生活において、私たちは自分が他人にどう見えているかを常に気にしている。起こり得る軽蔑から自分を守るために警戒し、しきりに好印象を与えようとする。一般的に、こうした自己意識は重荷となる。フローでは、自分の行為にあまりに没頭しているため、自我を守ることに注意を向けられない。

（『クリエイティヴィティ』127頁）

仕事、学業、スポーツ、芸術など様々な社会活動において、自責的な感情は、「謙虚さ」「辛抱強さ」「上下関係を重視する姿勢」といった儒教的美徳と馴染みがよいために、日本中のあらゆる世代に蔓延している。しかし、過度に自責的である態度は、かえって自我意識を膨らませ、個人を活動への完全な集中から遠ざけてしまう。パフォーマンスに深い集中力を注ぐために必要なのは、自分の行為へ「ダメ出し」をする姿勢ではなく、自分の行為をありのままに受け入れる姿勢である。

私が、大学生へ「内省的自意識の喪失」について説明するときは、よくカラオケの例をあげている。例えば、複数の友人（その中に、特に好意を寄せていて恋人同士になりたいと思っている人がいるとしよう）とカラオケボックスに行ったとする。歌を歌うのが好きで得意な人だとしても、冷たい金属でできたマイクの電源をONにして、自分が一番最初に歌うとしたら、歌うことに集中するのは難しいのではないだろうか。

歌うことそのものに集中しきれず、周りの人達の表情や、手拍子の様子に気持ちが向いてしまったり、自分の歌声の響き方がやたらに気になったりする。これが、社会的行為者(すなわち、カラオケを歌う自分)としての意識に、集中力の一部が投入されてしまっている状態である。

多くの場合は、たとえ最初のうちは社会的行為者としての意識がパフォーマンスの邪魔をしたとしても、友人の何人かが歌を歌い、座が温まってきたら、自然に行為の中に没頭できるようになる。上手くすれば、フローに入ることもあるかもしれない。トップバッターで、いきなり自意識をどこかに追いやってパフォーマンスができるとすればそれは相当の達人だが、スポーツにしてもチェスプレーヤーや将棋棋士にしても、多くのトッププレーヤーは、静かに安定した状態でのスタートから、徐々に深い集中へと自らを導くことを目指している。

蛇足ではあるが、カラオケでフロー状態に入ろうと思ったら、いきなりアップテンポで難しい曲を選ぶよりも、自分にとってその場に入り込んでいきやすくなるウオーミングアップの曲をいくつかレパートリーとして持っておいて、徐々にコンディションを上げていくのがよいのかもしれない。

意識の限界について（⑥の前に）

③〜⑤は、フローの主観的条件の中心をなす部分である。先ほども述べたように、④と⑤は、③と関連する重要部分を説明する形になっており、フローの主観的条件として全体を説明しているのは、③の「強く、焦点の絞られた集中」である。そして、チクセントミハイは、この③の状態にならないとフローを得られない理由として、「意識の限界」という説を用いて説明している。

> 残念ながら、一定時間の中で神経系が処理できる情報量には決定的な限界がある。意識に現れることができ、認識でき、互いに混乱する前に処理できる「できごと」の数というものがある。（中略）ガムをかみながら部屋を歩き回ることはそれほど難しいことではない。しかし実際はそれ以上同時にできることはあまりない。
>
> （『フロー体験　喜びの現象学』36頁）

例えば、同時に二人の人から話しかけられたとする。ほとんどの人間は、二人が発する言葉を同時に理解することはできないだろう。あるいは、一対一の会話だとしても、相手の発言を聞きながら、自分の言葉を発することも難しい。人間は、活動全体に投入できる意識（情報処理能力）の総量に限界があり、それを超えると個々の活動の質が低下してしまうか、活動の全体または一部が成り立たなくなってしまう。

ガムをかみながら剣玉で新しい技に挑戦している中学生が、母親から「今日の晩ご飯、何を食べたい？」と尋ねられたとする。多くの中学生は、ガムをかみ続けることはできたとしても、他にできることは、剣玉か母親への返答のどちらかになってしまうだろう。人間の情報処理能力は、（脳を含めた）身体能力の一つであり、一人ひとりの人間にとっての限界がある。人間は知らず知らずのうちに複数の活動を並行して行っており、複数の情報入力に対し自分なりに対応することで、社会生活を前に進めている。

いずれにせよ個人が経験できることには限りがある。したがって我々がどのような情報を意識に入れるかは実際に生活の内容と質を決定するうえできわめて重要なものになる。

（『フロー体験　喜びの現象学』38－39頁）

運転中に巻き込まれた交通渋滞や、周囲の騒音といった外部環境からの影響、心の中にある心配事などが、個人の活動の質に影響を与えることは読者の皆さんも思い当たることがあるのではないだろうか。人間の意識（情報処理能力）には限界があるので、意識に上ってくる情報の量が多くなると、一つの活動へ集中するのが難しくなる。チクセントミハイの説明によると、フロー状態とは「人間の情報処理能力が最大限近くまで発揮され、そのほとんどが、一つの活動に注がれている状態」ということになる。

通常の生活では、人間の情報処理能力が最大限まで発揮されることはあまりなく、余剰部分が残されたまま活動していることが多い。しかし情報処理能力の余剰部分が多くなりすぎると、「退屈」が生まれてきたり、忘れていた心配事が頭の中に浮かんできて、普段は失敗することのない活動で失敗してしまったりする。

一方、フロー状態にある人間は、自分の能力に対して適切なレベルの挑戦を行っているので、個人の情報処理能力は最大レベルまで発揮され、その能力のほとんどすべてが、目的とする活動に投入されている。そのようなときに、人間は「退屈」を感じたり、忘れていた心配事を思い出したりする余裕はなくなっている。「内省的自意識」は意識から閉め出されてしまい、意識と行為は一体化されて、むしろパフォーマンスは意識のコントロールを離れて自動化された状態に近くなる。

フローの特殊性（日常生活からの隔離）

フロー状態というのは、社会生活の中で特殊な状況と言えるかもしれない。先ほども述べたように、フローは、個人の情報処理能力を限界近くまで発揮し、それを単一の活動に投入している状態のことを指している。絵を描く、毛筆で字を書く、楽器を演奏する、バスケットボールをプレーする等々の活動で、人々は自分の活動に最大限近くの意識を投入する。そして、多くの場合その感覚は、単なる快楽とは異なる充実感をもたらし、それを経験した人は繰り返しその状態（フロー）に入ることを望むようになる。

フローは、日常生活の中でも得られる可能性があるが、日常生活の定常状態の特徴が、「複数の作業が同時に進んでいること」「自分の情報処理能力を最大限までは使用せず、余剰部分を持ちながら活動していること」であるとすると、フローは、そのような状態とは一線を画している。

意識の限界とフローの関係について考えると、「フローに入ることを妨げる「意識の分散」はどのようにして起こるか」という重要な疑問が生まれる。意識の分散状態にはどのようなものがあり、それに対してどのように対処すれば良いかがわかれば、「強く、焦点の絞られた集中」というフロー状態に入りやすくなるだろう。

⑥行為を統制できる感覚

フロー体験の主観的状態の説明にもどる。フロー状態にある人は、「自分の行為を有効に統制（コントロール）できている」という感覚を抱いている。一般的に人間は、未来には何が起こるかわからないので、意識のどこかに将来への不安や、不安とは言わないまでも不確定要素への懸念のようなものを抱いているものである。しかし、フロー状態では、明確で良好なフィードバックとともに目の前の活動に没入しきっているので、不安や、不確定要素への懸念が意識から排除される。

難しい言い方になってしまったが、簡単に言えばフロー状態にある人は、「次に何が起ころうとも、それに自分は対応できる」という静かな自信を持って活動に取り組んでいる。チクセントミハイはこの状態について、下記のようなインタビュー結果を紹介している。

――ダンサーの言葉：「大きなくつろぎと静けさが私を包みます。失敗することなど考えません。それは何とも力強く暖かい感じなのです」
チェスプレーヤーの言葉：「…私は大きな幸福感と、自分の世界を完全に統制しているという感じをもっています」
（『フロー体験　喜びの現象学』76頁）

ポイントは、実際にその場を自分が統制（コントロール）しているかどうかではなく、自分がその場で将来起こり得ることを「完全にコントロールできる」という感覚を抱いている、ということである。私が相愛大学でフロー理論についての講義を行ったとき、ある学生が自分自身のフロー体験について以下のことを述べた。

高校生の頃から7年間ビーチバレーをしてきました。自分より少し強いと思う選手やチームと試合をするときによくフロー状態に入ることがありました。感覚的には、相手がどこにボールを打ってくるかが分かる。また、すべてのボールを拾いにいける、どこにボールを打てば点数が決まるのかピンポイントで分かる、というような状態でした。（相愛大学、2016年度身体論、K・Kさん）

こちらの文章を読むと、この学生がフロー状態に入って、「統制の感覚」を抱いていたことがわかる。他にも、サッカーやバスケットボールをプレーしているときに、「相手の動きが読めた」「誰も自分のアタックを止めることができないと感じていた」などという感想が寄せられている。

このような状態に入った人間は、ダンサーやチェスプレーヤーが語っているように、強い幸福感や充実感に包まれていると感じることが多い。彼らは、再びこのような状態に入ることを望んで、努力を重ねることになる。

⑦時間感覚の歪み

フロー体験について最も多く語られることとは、時間が通常状態とは異なる速度で進むと感じられることである。活動に没入するあまり、終わってみると数時間が数分間に感じられるということがしばしばある。一方で、数秒間に経過することが、非常に長い時間をかけて起こったように感じられることもある。読売巨人軍のスター選手で、打撃の神様と呼ばれた川上哲治が「ボールが止まって見える」と言ったのは有名で、これは川上がフロー状態に入ったときに感じた主観的経験を表現している。

大学生による、自らのフロー体験の報告でも、時間感覚の歪みについて言及するケースが非常に多い。例えば彼らは、飲食店で接客のアルバイトをしていて店が非常に混雑して自分の集中力と身体能力を最大限に発揮しているときや、パソコンのタイピング試験に向けてタイプ練習を行っているときに時間感覚が歪んだ（この場合は、時間が非常に早く進んだ）という経験を述べている。思考するだけではなく、タイピングのように身体運用を伴う活動で時間感覚の歪みを経験することが多いようである。テレビゲームやeスポーツを行っているときに時間感覚の歪みを伴うフローを経験したと述べる例も多い。

⑧活動を行う経験自体が内発的な報酬となる（自己目的的経験）

フローの条件の最後は、「自己目的的経験」についての説明である。チクセントミハイは、自己目的的活動を行うことの重要性を、フロー理論よりも上位に位置づけていると言っていいだろう。彼は、「人生を充実したものとして生きるために必要なのはなにか」を説明する上でフロー理論を提唱するに至った。チクセントミハイは、「人間は内的に喜びを感じられる活動をすることを通じて人生に充実を得られる」と考えている。彼の考え方によると、必要なのは自己目的的活動であり、それはしばしばフローを伴うものだ、ということになる。

本章でここまで述べてきたように、フロー状態に入るためには、活動そのものへ深く集中することや、自分を含めた活動全体を統制できているような感覚を持つことが大切である。そして、⑧で説明しようとしていることは、活動を行う「動機づけ」と関連することである。

チクセントミハイがフロー研究を始めることになったきっかけについて、以下のような説明がある。

一九六〇年代に創造の過程について研究していたとき、絵の制作が順調に進んでいるときの画家は空腹や疲労、その他の不快感を無視して制作活動に没頭するが、いったん作品が完成すると、その制作活動についての興味を急速に失ってしまうという事実に驚かされた。

（『フロー理論の展開』１頁）

これを意訳すると、次のようになる。チクセントミハイが出会った画家は、食べること、眠ること、シャワーを浴びることもせずに制作に集中していた。この様子から、当然ながら、チクセントミハイは、画家にとって完成した絵は、自分の子供のように、他の何よりも大切なものだろうと想像していた。しかし、作画を終えた画家は、予想に反して完

成した絵画そのものや、絵画について説明を行うことにそれほど興味を持っているようには見えなかったわけである。

その様子からチクセントミハイは、この画家が一番大切にしているのは（画家がそれを自覚しているかどうかは別として）、「絵を描いているそのときの充実感」であると気づいたのである。画家は、完成した絵が対外的に高い評価が得られることを目指して絵を描いているわけではなく、素晴らしい絵ができあがることを目指しつつも、素晴らしい絵を描き上げることを目指して思考し、身体を動かす作画という活動そのものに、深い充実感を得ているようだった。チクセントミハイは、このように続けている。

この内発的に動機づけられた活動、つまりその活動の最終的な作品、またはその活動から生じる外発的な利益とはまったく無縁の、それをすること自体が報酬となる自己目的的（autotelic）活動という現象を理解したいという願望がフロー研究およびフロー理論の発端である。

（『フロー理論の展開』1頁。傍点は原文のまま）

実際には、画家がプロフェッショナルとして作画に専念できるためには、作品が対外的に評価されて多くの人の目に触れる発表の機会を得たり、絵が売れて十分な収入を得たり

することが不可欠である。作画の動機づけと、自分の外部からの作品の評価を完全に分離することは不可能だろう。しかし、人間が最高のパフォーマンスを長期間にわたり持続的に行うためには、外部評価を動機づけの中心に置くやり方では、いずれ限界が生じる。高いレベルの活動を持続的に行い、そのレベルがさらに向上していく過程では、個人が活動そのものから、すなわち活動を行っているときの自分の内部から喜び、幸福感を得る必要がある。

外部評価は、活動の継続において大きな励みや駆動力になるが、活動の主たる目的が外部評価に置かれてしまうと、活動の結果が過度に気になるようになり、活動に十分集中することが難しくなる。競技スポーツ、芸術、仕事等々、あらゆる活動において、それらが順調に進んでいるときは良いが、上手くいかないときに対外的な評価が活動の主たる目的として置かれていると、感情を統制することは難しくなる。低い外部評価を恐れることは心理的混乱を導き、フロー状態に入ることができなくなる。

フローに入ることは、個人に対して大きな成功をもたらす可能性がある。しかし、そのフローをたくさん経験するためには、活動の動機づけを適切に設定することが大切で、外部評価を活動のモチベーションとして抱くことは、フローを遠ざける。フローを得るために必要なのは活動の結果ではなく、活動を行うパフォーマンスそのものに喜びを感じる姿勢である。すなわち、自己目的的に活動を行うということである。

第2章
フローを妨げるものはなにか

フローの条件を紹介することに引き続いて、いくつかの事柄について補足説明をしていきたい。ここで取り上げた、フローを妨げる心理的混乱への対処法のことは、社会活動の実践においても、人生について考えるうえでも、意義があるものではないだろうか。

快楽とフローはどのように異なるのか？

一つの活動に没入しているフロー状態は、最適経験と説明されるように、多くの人にとって望ましい状態である。では、この状態は、「快楽」とどのように異なるのだろうか。チクセントミハイは、「快楽（pleasure）」と、「楽しさ（enjoyment）」の違いについて説明を行っている。快楽は、空腹時にようやく摂れた食事や、蒸し暑い往来を長く歩いたあとで冷房の効いたデパートに入ったときなど、「生理学的アンバランス」が減少した状態でもたらされる。

快楽は心地よいものであるが、その経験は、基本的に人間に対して成長をもたらすものではない。私は、授業で学生に「快楽」について説明するときは、「長くトイレに行くのを我慢しなければならない状態から解放されて、ようやくトイレで用を足したときの感覚」と説明している。トイレで用を足すことを我慢して、その我慢から解放された状態(すなわち、生理学的なアンバランスから解き放たれた状態)は、人間に快楽をもたらす。しかし、この経験は人間に成長をもたらすものとは言えない。

> 快楽は意識の中の情報が生物学的なプログラム、または社会的条件づけによって設定された期待がかなった時に生じる満足の感情である。(中略)
> 快楽は生活の質を構成する重要な要素であるが、それ自体は幸福をもたらさない。睡眠・休息・食事・セックスは身体的欲求が心理的エントロピー(筆者註:心理的混乱のこと)を引き起こす原因となった時、意識を秩序ある状態に戻す均衡回復、つまりホメオスタティックな経験を生む。しかしそれらは心理的な成長をもたらすことはな

――い。（『フロー体験　喜びの現象学』58頁。傍点は原文のまま）――

チクセントミハイは、睡眠欲、食欲、性欲のような生物学的欲求を満たすことが快楽につながるということに加えて、社会的な条件付け（憧れていたゴージャスなリゾート地で余暇を過ごすことなど）によって生まれた欲望が満たされることも、快楽を生むと述べている。快楽の特徴を一つ加えるならば、それは、「日常生活における反復的な行動によってもたらされる、予測可能なレベルでの悦び」ということである。寒い夜に湯船につかって身体を温めることは、生活の質を構成する重要な要素ではあるが、その活動そのものは人間的成長をもたらすものとは考えにくい。

幸運に頼らずに、ポジティブな感情を得る方法

一方、「楽しさ（enjoyment）」は、新しい感覚や、挑戦にともなう達成感によって特徴づけられる。これはフローと関係が深いもので、これまでに説明したように、個人にとって適切なレベルの挑戦を行っているとき、そして、その活動に深く没入しているときに得られる感覚である。

少し厳密に考えると、食事や飲酒、余暇で旅行に出かけることなどは、快楽と楽しさといったポジティブな感情が両方とも含まれることが多い。例えば旅行でも、疲労からの回復を目的として、何度も繰り返し訪れている温泉宿やリゾート地に行くことは、快楽としての要素が大きくなる。一方、一度も訪れたことがなく言葉も通じない場所へ行って、芸術作品や音楽の鑑賞をしたり、自然の中をトレイルしたりすることは、楽しさの要素が大きくなる。

二つのポジティブな感情はそれぞれに大切なものだが、チクセントミハイが重視するような、人生における経験の質を高める上では、楽しさの方がより重要になる。楽しさを得るためには、人間の意識が統制されて、活動に集中することが必要になる。また、楽しさを持続的に得ていくためには、活動の内容がより複雑になっていく傾向があり、同じことを繰り返しているだけではそれを得ることができない。楽しさは、新たな感覚を得ていく過程で得られるものであり、活動の複雑さ、深まりと切り離せない関係にある。

もちろん快楽もまた重要なもので、集中力を発揮した状態が続いているときに、自律神経（交感神経と副交感神経）のバランスを整えるために不可欠のものである。しかし、快楽によってもたらされる悦びは、「受け身」のものが多く、人生から享受するポジティブ感情としての悦びが快楽だけに偏ってしまうと、それによって幸福感を得られるかどうかは、幸運（luckiness：偶然性を多分に含む）と外部環境の適切な協力に依存するという部分が多くなってしまう。

快楽も楽しさもそれぞれに大切なものだが、生活の中で幸福感、充実感を得るために、人間が自分の意思、恣意的活動によってそこに近づける可能性が高いのは、楽しさ（enjoyment）ということになる。

快楽と楽しさについてチクセントミハイの述べていることを要約すると次のようになる。幸福感は、個人の内面の変化によってもたらされるということを前提に、①心理的混乱が回避された状態が、幸福感につながる。②幸福感の種類には、快楽や楽しさがあるが、快楽は「受け身」の要素が大きく、快楽から幸福を感じるためには、幸運と外部環境の協力が必要。③楽しさは、新しい感覚を開拓するときに得られる感覚で、意識の統制（集中力）を必要とする。④意識を統制することは、個人が能動的に行えるので、「楽しさ」は、個人の働きかけによって得られる可能性が高くなる。⑤意識の統制は、個人の働きかけによってもたらされるのと同時に、その状態自体が幸福感・充実感をもたらす。それは、心理的混乱が、排除されている状態だからである。

フローを妨げる心理的混乱

フローは、人生において充実感を得るために重要なものだが、フローに入るための条件（すなわち、意識の統制を得るために必要なこと）を見ていくと、積極的に何かをするということよりも、邪魔になるものを丁寧に取り除いていくことが大切である。そこでは、フローを妨げるものとして、具体的にはどのようなものがあるのだろうか。チクセントミハイは、心理的混乱を来すものについてこのように述べている。

意識にマイナスに働く主な力の一つは心理的無秩序——すなわち現在の意図と葛藤し合う情報、または意図の遂行から我々をそらしてしまう情報である。この状態をどのように経験したかによって、それは苦痛・恐れ・激怒・不安・嫉妬などさまざまに呼ばれる。これらすべての無秩序は、我々が自分の好みに従ってものごとに注意を向ける自由を拘束し、注意を望ましくない対象にねじ向ける。

（『フロー体験　喜びの現象学』46頁）

これまでも何度か述べたが、チクセントミハイのフロー理論の根幹の一つは、「意識の統制」に大きな価値を置いていることである。フローとは、特定の活動を行っている際に意識が統制され、そのほとんど全てが、その活動に投入されている状態である。ゆえにフローを妨げるものとは、意識の統制を乱す可能性のある、あらゆる「ゆさぶり」のことである。恐れ（恐怖）、不安、嫉妬などが、意識の集中を乱すというのは、多くの人が実感していることではないかと思う。

大学生に、上手くフローに入ることができなかった経験について尋ねると、「サッカーの大事な試合の時、緊張して試合開始直後に身体が思うように動かず、良いプレーができなかった」「テニスの試合で、相手チームの学校の応援が気になって、自分のプレーができなかった」などの経験をあげた。

さらには、「身体が疲れているときに、雑念が生じて集中力を発揮できないことがある」と述べた学生もいる。これは、チクセントミハイが心理的無秩序の原因としてあげた、「苦痛」に近いものと考えられる。恐怖や不安といった心理的プレッシャー以外にも、疲労や、空腹、怪我や病気による身体の痛みは心理的混乱の原因になる。

心理的混乱への対処方法

社会全体は、一個人のために作られているわけではないので、様々な問題が人間に対して心理的混乱を引き起こす可能性がある。チクセントミハイは、そのような状況に対応して生活の質を改善していくための戦略を二つあげている。一つは、「環境条件を自分の目標に合致させようとすること」であり、もう一つは、「目標を達成するために、環境条件を経験するやり方を変化させる」ことである。

前者は、考え方や目的達成への心身のアプローチ法といった、「自分自身の存在の仕方」は変化させず、交渉や金銭などを用いて自分の周りのものを変化させるという方法である。一方後者は、目的を達成するために、「自分自身の存在の仕方」を変化させるやり方ということになる。

これら二つの方法はそれぞれが大切なものだが、ここで特に大切にしたいのは後者のやり方である。目的達成のために、自分の周りを変化させる方法は常に成功するとは限らない。さらに、自分自身が変化しないというやり方は、もしもそのやり方が上手くいかなかった場合に、心理的混乱が持続したり悪化したりする可能性が高くなる。

それに対して、自分自身の存在の仕方を変化させる方法は、その方法に習熟すれば、変化させるのは自分自身なので、周囲の環境変化に応じて迅速に効率的に心理的混乱を解消させることができる。自分を変化させるのは、確実で小回りが利く方法だと言えるだろう。

これと関連して、世界的なチェスプレーヤーで、その後太極拳の世界チャンピオンになったジョッシュ・ウェイツキンは、心身のコンディショニングについて「ゾーン」に関する説明を行っている。ゾーンとは、フロー状態とほぼ同じ心理状態を指す言葉であり、おもにスポーツの世界で使用されている。

ジョッシュは、高い集中力を発揮していても、静穏状態の維持など、集中の持続のために、周囲環境の協力を必要とする状態のことを、「ハードゾーン」と呼んでいる。ハードゾーンは、パフォーマンスが高まっていたとしても、脆くて、周囲からの圧力に対して非常に弱い。周囲から見ると、近寄りがたくて、ピリピリしているように見える。もう一つは「ソフトゾーン」という状態で、これは、外見的には穏やかで表情はリラックスしているが、静かに深く集中し、心の中では精神的活力が渦巻いている状態である。ジョッシュは、次のように述べている。

ソフトゾーンの大切さを思い出させてくれる別のたとえとして、古いインドの寓話がある。（中略）ある男が棘の密集した荊の道を徒歩で横断しなければならなくなった。このとき彼には二つの選択肢がある。一つはその道を舗装して、そこにある自然を征服すること。もう一つはサンダルを作ること。後者のサンダルを作るという選択肢は主観的な解決法だ。

（『習得への情熱』ジョッシュ・ウェイツキン、みすず書房、69頁）

目標を達成するためのコンディショニングとして必要なのは、周囲の環境を力でねじ伏せるのではなく、知性的な心の準備と十分に培われた弾力性である、とジョッシュは言っている。仕事でも勉学でも競技スポーツでも、さらには家庭生活においても、「自分が不当な扱いを受けている」と感じて混乱しているときに、あらゆる方法を用いて周囲の環境を変化させることは大切なことである。

しかし、常にこの方法で問題の解決を得られるとは限らない。そして、一般的に周囲の環境を変化させようとすることは、特定の活動が進行している最中には改善策としては役に立たないことが多い。競技スポーツの試合中に、対戦相手がフェアプレー精神に反していることを審判に訴えても、その問題が解消されるとは限らないのである。

それに対して、「サンダルを作る」方法は、自分自身の主観的な状態を変化させるものであり、臨機応変な対応が可能になる。このやり方ばかりに頼ることが望ましいとは思わないが、想定外の状況に直面しても、自分の最大限に近いパフォーマンス、あるいは、限界を超えたパフォーマンスを発揮するためには、心理的な混乱への対処法、即ち、自分の主観的な状態をコントロールする方法を身につけることが絶対に必要なのである。

逆境の中に平安を見いだす

ジョッシュは、チェスのジュニア・トップ選手同士の対局において、心理的混乱を意図的に誘導しようとする相手と対戦することがあった。その相手は明らかなルール違反を行っていたが、その相手が目的としていたことは、審判に分からないようにルール違反をすることではなく、対戦相手であるジョッシュに対して、心理的な揺さぶりをかけることだった。ジョッシュは、旧ソビエトからアメリカに渡ってきた精鋭のジュニアチェスプレーヤーと対戦したときのことをこのように語っている。

彼は習慣的に、ゲームの重要な局面になるとテーブルの下で相手選手の脚を蹴りつけてくる。また、大会の対局中に席を立ち、超有名なグランドマスターでもあるコーチのところに行ってロシア語で局面について話し合ったりもする。苦情の声も出るには出たが、彼の不正行為を止めようとする努力はほとんど払われなかった。（中略）本当の問題は、会話の内容そのものにあったわけではない。（中略）重大なのは、この行為によって対戦相手にもたらされる心理的効果だ。

（『習得への情熱』74頁）

多大な努力を積み重ねて挑んだ重要な試合において、相手の揺さぶりによって心を乱してしまえば、相手の思うつぼになってしまう。対戦相手のルール違反をアピールすることも大切だが、逆境というものは様々な活動において必ずといっていいほどに生じるものであり、そのような状況で自分のパフォーマンスを下げない方法を身につけることは、トップアスリートのみならず大切なことだろう。

また、このような逆境（心理的混乱）は、外部からのみ到来するとは限らない。次に紹介するのは、同じくジョッシュがチェスを行っているときのエピソードだが、読者の方々の中にも極度の緊張を必要とする仕事に長時間取り組んでいると、頭に入り込んだ雑念が取り除けず苦労したという経験をした人がいるのではないだろうか。

ある日、マンハッタン・チェスクラブで開催されたトーナメントで、複雑な局面をなんとかして抜け出そうと思考を巡らせていると、この日、数時間前に聴いていたボン・ジョヴィの曲が頭の中で蘇ってきた。この曲を追い払って手を読むことに集中しようとしても、どうしても頭にこびりついて離れない。最初は少し面白がっていたものの、次第にこの曲が試合を侵食し始めた。

（『習得への情熱』70頁）

その後ジョッシュは、ついに何も考えることができなくなり、この試合は「間抜けな敗戦」という結果になってしまったと述べている。

ここまで紹介してきたように、ジョッシュはチェス競技を通して経験した内外の問題に起因する心理的混乱を通して、心の状態を整えることの重要性を深く認識するようになった。ジョッシュは、このような逆境を力尽くでねじ伏せるのではなく、これらを利用して自分の力をさらに発揮する方法を考えたのである。

メタ認知によって、逆境を成長のステージととらえる

ジョッシュは感情の起伏が大きいタイプのようで、不正行為を働く相手とチェスで対戦

すると、怒りのために自滅してしまうことがあった。他のアメリカ人ジュニアチェス選手達の中には、そのような相手と対戦することで気持ちをくじかれ、競技チェスの世界から去って行く人達もいたようである。心理的混乱への対処法を模索していたジョッシュは、最終的に、「この手のシチュエーションへの対処法は自分の感情を否定するのではなく、むしろその感情をアドバンテージとして利用する」というやり方に行き着いたという。これは、自分に到来する逆境や困難を排除しようとするのではなく、逆境に遭遇したときも、その状況を利用して積極的に挑戦し続けるということである。

不快を感じたとき、僕はその心地の悪さを避けようとするのではなく、その状況の中で平安を見いだそうと本能的に考えられるようになった。

（『習得への情熱』76頁）

ジョッシュによるこの挑戦は、最終的にはどのような逆境でも心の平静を保ち、パフォーマンスの精度を上げていく、というものである。言葉にするのは容易《たやす》いが、実際にやろうとすれば、これはそれほど簡単なことではない。読者の中には、ジョッシュが行っていることは綺麗事、あるいはトップアスリートだけに与えられた資質やモチベーション（活動への動機づけ）の結果として発せられたことだと思われる方もいるかもしれない。しか

し、これをもう少しジョッシュの境遇に歩み寄ってみると、違ったところが見えてくる。

逆境とそれによってもたらされる心理的混乱は、メタ認知をされることで解決への糸口が開かれるのだ。「認知」とは、意識の働きのことで、怒りや不快感などの個別の感情を指す。そして、「メタ認知」は、それらの感情を自分が抱いていることを自分で意識化することである。メタとは「上位」という意味であり、「今、自分は苛立っているな」「今自分は、相手の言っていることを理解できていないな」と、自分の認知の状態を上位から認知するのがメタ認知ということになる。

ジョッシュは、自分の怒りなどの感情の揺れ動きをメタ認知し、それを排除しようとするのではなく、その感情を生かした上での平静（感情のコントロール）状態に挑戦しようというのである。簡単なことではないし、すべてを完璧に振る舞うことはできないかもしれないが、自分の感情をメタ認知することは、逆境（心理的混乱）を乗り越える一つの手がかりになるのではないだろうか。

ジョッシュ自身も、このような心理的状態を持てるようになるには時間がかかったし、心をコントロールする方法を身につけることは常に訓練が必要であると述べている。大切なのは、逆境を忌み嫌うものとして排除するのではなく、その状況に対応していくこと自体を、ある種の「定常状態」と考えて行動するということだろう。

「逆境を忌み嫌うのではなく、常にそれを受け入れてむしろ利用する」というのは、老子道徳経から太極拳の世界に入ったジョッシュならではの考え方といえる。

「逆境ベース」の自己陶冶システムを自分の中に作る

心理的混乱の原因となる逆境は、生活上の様々な活動において大なり小なり遭遇するものである。ジョッシュは、逆境を排除するのではなく、その状況をメタ認知することを通じて、自分の弱みや成長すべき課題を理解して、あらたな挑戦を設定する、というやり方の重要性を述べている。

先ほども紹介したように、このようなジョッシュの考え方は、対立的な構造を乗り越えたパフォーマンスを重視する東洋的な思想と関連が深いものである。そしてこのような考え方は、周囲の環境よりも自分の認識のあり方を変えていくという意味で、「サンダルを作る」方法の一つでもある。自分で進むべきだと思う道（挑戦）に対して積極的な気持ちで歩むということなのだが、その積極性のあり方が、他者との比較競争（相対的な積極性）の中で設定されているのではなく、あくまでも自分自身と向き合うこと（絶対的な積極性）に重きを置いている。

このような、絶対的な積極性を重視して自分の能力を高めていこうというやり方のことをジョッシュは、「内的解決」という名前をつけて説明している。ジョッシュの言うこのやり方は、逆境を待つだけではなく、あえて不自由な状況を作り、十分に開発されていない能力を高めるというものも含まれている。

たとえば、バスケットボール選手なら、両手を同じように使えるようにするために数ヶ月だけ左利きとしてプレーしてみる。（中略）相手に汚い手を使われると、かえって刺激されて自らを高められる傾向があるなら、相手の醜い策略に頼らなくても自らのプレーを高めるすべを学ぶようにする。（中略）成長やパフォーマンスにとってチャンスの引き金となる外的な出来事に気づいたら、最終的には実際にその出来事が起こらなくても利用できるところまで、その出来事から得られる効果だけをしっかりと自分のものとして身につけるのだ。

（『習得への情熱』153-154頁）

逆境を自らの成長の機会ととらえて、前向きに取り組むというやり方は、スポーツ心理学者のジオ・ヴァリアンテ教授も述べている。ヴァリアンテは、ゴルフの世界ランク一位にもなったジャスティン・ローズ選手などのメンタルコーチを務めており、フロー理論を応用した「フローゴルフ」を提唱している。自らに起こる変化に対応して成長することこそが大切だと考えるヴァリアンテは、以下のことを述べている。

（フロー状態に入るには）不安や恐れにもしっかりと向き合い、困難にも果敢に挑戦し、たとえ思うような結果がすぐに得られなくても、粘り強く努力し続けなければならない。フローに入るためには、自分の一番良い状態を作り出せるようそれまでの考え方を変える決心をする必要がある。

（『フローゴルフへの道』ジオ・ヴァリアンテ、水王舎、150頁）

自分の一番良い状態を作るには、固定したイメージに自分をはめ込むのではなく、心身の変化をいとわず、それを積極的に受け入れる姿勢が重要だとヴァリアンテ教授は述べている。

ミスを引きずらない

個人がフローへ入ることを妨げる心理的混乱の原因は、自分の内部にも生まれる可能性があるということを前述した。再び、ジョッシュ・ウェイツキンの話に戻るが、彼がニューヨークの子供達にチェスを教えていたときのエピソードを紹介したい。ジョッシュが教えていた子供達は、最終的にジュニアチェスの全米選手権でいくつかの個人タイトルを獲得するまでに至るのだが、その過程で彼が教えていたメンタルコントロールのポイントは以下のようなものである。

僕が彼らに教えたことの一つは、重大なミスをした後でも澄んだ精神状態をすぐに取り戻して、しっかりと今という瞬間に気持ちを据え続けることの大切さだ。（中略）実は最初に犯したミスがいきなり大惨事を招くことはほとんどない。そうではなく、そのミスが悪循環となって第二、第三、第四のミスを呼び込み、壊滅的な連鎖反応を生んでしまうものなのだ。

（『習得への情熱』77－78頁）

例えば、チェスやテニスなどの対戦において、自分が有利な状況で戦っていたのに、ちょっとしたミスをきっかけに相手に勢いづかれてしまい、戦局を対等なところまでに持ち込まれてしまったとする。まだ決して自分が明らかな劣勢になったわけではないのに、「ここまでは自分がゲームをコントロールしてきた」というこだわりが心理的混乱をもたらし、自滅の結果、相手に鮮やかな逆転勝利を献上してしまう。

このようなことを自分で経験した人もいるだろうし、テレビなどのスポーツ観戦で目にした人も多いのではないだろうか。トップアスリートではなくても、多くの人がこのような苦い経験を通して自分のメンタルコントロールの重要性を理解するようになる。

ミスは自分を不利な状況に陥らせたり、敗戦の原因となったりすることもあるが、それがきっかけとなって、セレンディピティックに新しいパフォーマンスが創造されることもある。これはスポーツに限らず、自然科学、哲学、文学、アートの世界でもよく言われていることである。ミスで自滅してしまうか、ミスをきっかけに新たな自分を発見するかは、個人のメンタリティーの置き方にかかっていると言えるだろう。そこで大切なことは、ゲームの結果へのこだわりを自らの意識から手放して、目の前の状況に集中しきることと、そこで生まれた新たな挑戦をメタ認知して、それに対して積極的に取り組むということになる。

ミスを引きずらないで物事に当たることの重要性は、仏教の「空」の思想との間に関連性を見いだすことができる。如来寺住職で宗教学者の釈徹宗氏は、ブッダの言葉を例にして、以下の説明をしている。ブッダは、仏法を学んだものの性質として、「第二の矢を受けなくなる」と述べているという。

たとえば、悪口を言われて「むかっ」とするのは第一の矢です。当然、仏教を学んだ者も受けます。素敵な異性を見て「きれいだなぁ」というのは第一の矢です。仏教を学んでいても、生きている限りは基本的な感情や生理的な欲求は生起するわけです。でも、第二の矢、つまり「何がなんでも復讐してやる」という怒りや憎悪を避けることができる。（中略）第二の矢は受けないんだ、というセルフイメージを描くことが仏道を進むことになるわけです。

（『いきなりはじめる仏教生活』釈徹宗、バジリコ、１５０頁）

「第二の矢は受けない」というセルフイメージを持つということは、ここで取り上げているテーマと結びつけると、「第一のミスをきっかけに、次のミスを起こさないようにする」ということになる。

少し難しくなるが、釈氏は「仏道を歩んでいるから、第二の矢を避けることができる（原因が結果につながる）」と、「第二の矢は受けない、というイメージを抱くことが仏道を歩ませることである（結果（行動）が、あらたな原因を作る）」という、双方向の動きが相互依存的に成立していることが、仏教の教えの特徴だと述べている。これは、言い換えるならば、「仏教は、教えを学ぶことと、実践でトレーニングを行うことがお互いを支え合っている」ということである。

様々な活動を行うに当たり、逆境を受け入れて前に進むということは、個別の活動の成功失敗ということを超えて、宗教観を含めた深い精神性の確立と通じるものだということがわかる。

ガス欠問題を克服する

テニスなどのトーナメント競技において、自分よりも実力が上回る相手との対戦で勝利したとしよう。「ここ一番の大勝負」というゲームに最大限の集中力を投入して勝利したのは良いが、試合後は心身ともに疲れ果ててしまい、次の試合で大敗してしまう、ということがある。ゲームスポーツだけではなく、仕事、勉強、創作活動でも、ある一時に力を投入しすぎて、その後は使い物にならないくらい疲弊してしまったということを経験した人がいるのではないだろうか。継続的に力を発揮し続ける必要があるとき、この「ガス欠問題」は大きな障壁となる。チェスプレーヤーとしてのジョッシュも、この問題を大きな課題として抱えていたと述べている。

——はっきり言って、僕は最悪な状態に陥っていた。少年時代から、目の前にある障害——

> だけなら何とか乗り越えられるようになっていたが、それよりも大きな、人生にかかわるような障害に遭うとすっかり圧倒されてしまうのだ。一つの状況だけなら、その問題を乗り越えることができた（たとえば重要な意味のある一試合で実力を発揮することならできた）けれど、そうやって容赦のない厳しい状況に力を使い果たすので、エネルギーはすっかり搾りつくされてしまう。（中略）僕は、パフォーマンスをピークに保つための、健全で自給自足的で長期的な方法論を習得しなければならない時期を迎えていた。
>
> （『習得への情熱』１９８頁。傍点は筆者（佐藤）による）

ジョッシュはこの課題を克服するためのトレーニングとして、「ストレス&リカバリー理論に基づくルーティンの構築」ということを行っている（１９９頁）。

心肺機能の向上が、精神のリカバリー能力を高める

ストレス&リカバリー理論は、ジョッシュがフロリダ州にあるＬＧＥというパフォーマンストレーニングセンター（現在は「HPI：Human Performance Institute と名称変更されている）で、基礎を学んだものである。ＬＧＥの心理学者グループは、競技にしてもその他の分野にし

ても、一流のパフォーマーは、リカバリーのために何らかのルーティンを行っているという特徴を発見した。

人間は、極度の緊張状態を持続させることは不可能であり、一流のパフォーマーになる人間は、高い集中力を発揮した後で短時間に精神を弛緩させる行動習慣を持っている。例えば、テニスのトップ選手は、ポイントを取っても取られても静かにラケットのガットを整える動作をする。米国プロバスケットボール（NBA）の往年の名選手マイケル・ジョーダンは、アグレッシブなプレーをしていても、ベンチに戻ったほんの数分間はタオルを肩にかけて静かに過ごし、精神をリラックスさせることに集中する。

一流のパフォーマーは、自分なりの心身の「緩め方」を確立していて、これはまさに、「自給自足的で長期的」に高いレベルのパフォーマンスを持続するために必要不可欠なものである。

さらに付け加えると、高いレベルのパフォーマンスを維持し続けるためには、自分なりの心身の「緩め方」を持っているのと同時に、心身の回復力を向上させる必要がある。ジョッシュは、競技チェスで必要とされる、ピークパフォーマンス中における精神の回復力を向上させる方法として、心肺機能を向上させることの重要性について述べている。要するにこれは、体力を向上させることが、心理面の強化（精神の、疲労からの回復力向上）につながるということである。

> ＬＧＥで僕は、心拍モニター付きのエアロバイクを使った心肺機能のインターバルトレーニングをフィジカル・トレーナーから教わった。（中略）
> この心肺機能コンディショニングのトレーニングを始めてから、興味深いことに、チェスの対局中、根気のいる熟考中にいったんリラックスして思考を回復させる能力も向上していることが手に取るようにわかった。
> （『習得への情熱』２０４頁）。

インターバルトレーニングでは、例えば10分間で心拍数が１７０まで上昇する設定でエアロバイクをこぐ。心拍数が１７０まで上昇したら、負荷を緩める。心拍数が１４４まで下がったら、再び１７０に上がるまで負荷をあげてこぐ、ということを繰り返す。トレーニングを続けると心肺のリカバリー能力が高まり、負荷をゆるめたときに心拍数が１４４まで低下するまでの時間が短縮する。ＬＧＥは、精神のリカバリー能力と体力の関係を重視していて、インターバルトレーニングによって心肺機能が高まると、精神的疲労からの回復力が高まることを見いだしている。

やや余談になるが、甲子園球場で行われる全国高校野球選手権においては、長イニングを投げ抜く投手の精神力が賞賛されることがある。例えばそのような場面は、「絶体絶命のピンチを、気迫あるピッチングで乗り切った○○投手」などと表現されるが、これは、LGEとジョッシュの考え方からすると、その投手は、「精神力があるからピンチを乗り切れた」訳ではなく、「体力があるから精神力が安定して、困難を乗り越えるパフォーマンスにつながった」ということになる。

常識から自分を解放する（短時間でゾーンに入る方法①）

短時間で精神の回復を得るためには、心肺機能に代表される体力の向上が重要であるということを述べた。体力以外にもう一つ大切なのは、一旦弛緩した精神を、短時間でもとの高い集中力を発揮した状態に戻すことである。ジョッシュは、インターバルから短時間でゾーンに入る方法を彼なりに構築している。太極拳の方法を応用したこのジョッシュのやり方は、彼の著書『習得への情熱』（The art of learning）の最も重要な内容の一つと言っていいだろう。

ジョッシュは、そもそもこのテーマに関する障壁として、以下のことを述べている。

さまざまなタイプの難しい状況の中で緊張を解き放とうとするとき、一番の障害となるのが、一度解き放った集中力をふたたび取り戻せるだろうかという不安感だ。

（『習得への情熱』２０９頁）

多くの人が子供の頃から、物事に集中することは良いことで、集中しないことは悪いことだと、すり込まれているところがある。ジョッシュは、このような教育傾向の結果、プレッシャーに耐えきれなくなって精神がメルトダウンを起こすまで、あらゆることへ集中しまくる習慣がついてしまっている人が少なくないと述べている。

日常生活で、様々な活動に対して集中力を発揮する程度は、人によって異なっているだろう。ただ、普段の生活でどの程度集中力を発揮しているかは別として、「集中することは、良いことで大切なこと。ぼーっとすることは怠けていること」と、思い込んでいる人はとても多い。

そして、そのような考え方を常識と思っている人は、「ここ一番で頑張らなければならない」という状況を迎えると、対象に対して極度に集中することを継続しすぎて、結局、活動の途中でガス欠（精神のメルトダウン）を起こしてしまうということになりがちである。様々な活動において、最も重要なラストスパートで精神の余力が残っていないということになってしまうのだ。

問題は、集中力の発揮の仕方について、意識的なコントロールができていないということである。これは、チクセントミハイがフロー理論で繰り返し述べている、「意識の統制」の重要性と関係が深い。

そして、ジョッシュが重視しているのは、精神（集中力）の状態をメタ認知してコントロールすることである。長時間、あるいは数日にわって高い集中力を発揮し続けるためには、意識の集中と解放を意識的にコントロールすることがどうしても必要になる。

集中力が発揮できないのは、「怠け者」だからそうなるのではなく、集中するためのエネルギーが不足していたり、不安や恐怖に苛まれたりしていることが理由である可能性が高いのである。高い集中力を自在に、長期的に発揮するためには、まず、「常に物事に集中していなければならない」という常識から解放されなければならない。

「ここ一番で！」という幻想を捨てる（短時間でゾーンに入る方法②）

競技スポーツの試合や歌唱などの発表会、仕事でのプレゼンテーション等々、自分が「ここ一番、最高のパフォーマンスをしなければならない」という場面で、力を発揮できないと悩んでいる人も多い。このような人達は、自分のことを「本番に弱い」「プレッシャーに潰されてしまいがち」と表現する。ジョッシュは著書の中で、自分が本番に弱いと考えがちな人は、そもそもの活動への取り組み方に変化をつける必要があると述べている。

多くの人々が精神をフル活用することなく日々を送りながら、本当の人生が始まる瞬間を待つような生き方をしている。（中略）しかし、悲しいことに、今という瞬間に心を置き続けておかなければ、たとえ真の愛が目の前を通り過ぎたとしても、まるで気づかないだろう。（中略）単純な日常の中に価値を見いだすこと、平凡なものの中に深く潜って行き、そこに隠れている人生の豊かさを発見することが、幸福だけでなく成功も生み出すはずだと僕は強く信じている。

（『習得への情熱』２１１頁）

大切なのは、いざというときを待ち構えて、それに向けて準備することではない。その瞬間が自分の運命を左右するという自意識が生じると、緊張から、精神の状態が高ぶりすぎて、自分の能力を発揮することが難しくなってしまう。

ではどうすればいいかというと、ジョッシュは、「土壇場で力を出せるようになるためには、健全なパターンを日常生活に溶け込ませておくことだ」と言っている。これを、「いざというときにだけ力を出そうとするのではなく、普段からきちんと努力しなさい」というような意味に理解すると、年長者の小言みたいに受け取ってしまうかもしれない。

しかし、ジョッシュが強調しているのは、単なる辛抱我慢、努力の継続ではなく、自分の生活の中にある種のコントロールを導入して、自分が力を発揮しやすくなるパターン（ルーティン）を作るということである。「健全なパターン」を身につけることができれば、大きなプレッシャーがかかる状況でも、平常心でいられるようになる、と彼は考えている。

ルーティンの構築と、凝縮化（短時間でゾーンに入る方法③）

ジョッシュは、日常生活の中で自分が自然に集中できたり、よい精神状態を得られたりする活動を再発見し、それを組み合わせることで、目的とする活動の準備にあてる（準備としてのルーティンの構築）の意義を説明している。これは例えば、仕事上のプレゼンテーションを行う日の朝に、集中力が高まり、精神が安定するようなルーティンを行うという習慣が、良い結果につながるということである。具体的に言えば、「子供とキャッチボールをする」「瞑想をする」「自分で朝食を作り、それをゆっくり食べる」などを決まった順番で行って、パフォーマンスの前に同じような心と身体のコンディションを作るということだ。

メジャーリーガーのイチロー選手が、現役時代に試合の日は決まった食事を摂って球場入りするという話を聞いたことのある読者もおられるのではないだろうか。イチロー選手のルーティンの構築は食事にとどまらず、試合前のウォーミングアップから、バッターボックスに入る時の仕草にまで及んでいる。

ルーティンを構築することは、重要な活動の前に、同じような心身の状態を準備として作り上げることができるというメリットがある。そしてさらには、ルーティンを作り上げる過程で自分の生活全体を見直し、自分にとって心身の状態が整う活動はどのようなものか、ということを知るきっかけにもなる。この意識は生活全体に、ひいては自分の人生そのものにある種の統制を持ち込むことにつながり、これはチクセントミハイが言うように、人生全体の充実につながる可能性がある。

また、ジョッシュが述べるルーティンの構築の重要性は、作り上げたルーティンをできるだけ短縮化するということも含まれている。人間にとって、ピークパフォーマンスを求められる場面というのは、常に準備を整えられるような条件で生まれるとは限らない。自分がピークパフォーマンスを行えるような準備、すなわち、短時間でゾーンに入るための準備は、短ければ短いほどよい。

今の僕は瞑想太極拳をルーティーンにしている。毎日道場でトレーニングを始める前には、全員で「套路《とうろ》（筆者注：太極拳の基本的動作で、瞑想的な意義がある）をやる」ことに六分間を費やしていた。（中略）僕は漸次的にトレーニング前の套路の時間を短くしていった。初めは少しだけ短くし（中略）最後には深い呼吸を一度行うだけで完全に戦いの準備が整うようになれた。

（『習得への情熱』220-221頁）

ジョッシュは、もともと太極拳の試合（推手と言われる）に出場するにあたり、1時間ほどのルーティンを構築し、それを実践していた。しかし、台湾で行われた太極拳の世界選手権に参加するにあたり、試合時間が直前までわからなかったために試合前のコンディショニング作りに失敗した苦い経験から、ルーティンの短縮化という工夫をするようになった。

ジョッシュはこの工夫を「凝縮練習」と名付けており、これを行うことで、急に試合が行われることになっても、短時間で心身の状態をピークに持っていけるようになったという。また、このような「短時間でゾーンに入るためのスキル」を身につけておくことは、精神的にも安心材料が増えるし、試合における環境が悪ければ悪いほど、「自分はその状況へ適応する訓練をしてきた」という自信が、好結果につながるということも述べている。

ヨガや禅などから瞑想の方法を学び、それを実践する人は多い。十分な時間と整った環境があれば、瞑想をたっぷりと行うことは、心身の充実につながることである。しかし、瞑想法にのめり込んでいくと、それは「瞑想を行うための瞑想」とでもいうか、その世界だけが日常生活から隔絶されて、社会生活と距離を置いたものにもなりがちである。

もちろん様々な瞑想法は、心身を整えリラックスするという意味で、その行為自体に価値がある。ただ一方で、自らが学んだ瞑想法や、よい精神状態についての感覚を、自分が行う社会活動に生かすということも大切だろう。その点においてはジョッシュが述べているように、瞑想のルーティンを短縮化し、自分の生活へ積極的に取り入れるというのは非常に重要なことではないだろうか。

それは単に、瞑想を行うことで社会的な成功を求めるということではなく、瞑想を取り入れることで、周囲と融和的、協調的で、変化に対応できる柔軟な心身を作ることをめざすということである。

フローを妨げる心理的混乱への対処法について、主にジョッシュ・ウェイツキンの方法を引用して紹介してきた。まとめてみると、心理的混乱は、外部環境や、自分自身の思考によってもたらされる。これらに対するジョッシュの方法の特徴は、問題が生じていることを、取り組むべき課題としてメタ認知して、自分自身を変化させることでこれを乗り越えようとするものである。ジョッシュはこの方法を「サンダルを作る」と表現している。

このやり方は、チクセントミハイが述べている方法と共通点がある。チクセントミハイは、「目標を達成するために、環境条件を経験するやり方を変化させる」と述べている（参照：心理的混乱への対処方法）。ジョッシュは、逆境への対処法は様々な活動において一流であることを目指す人間にとって最も大きな課題であり、彼自身もまた、彼自身の方法を論じるのと同時に、現在も太極拳やブラジリアン柔術を含めたパフォーマンス心理学の実践において、試行錯誤を続けている。ジョッシュの方法においてユニークといえるのは、自分の感情の揺れ動きを抑制せず、それを活かすことを重視している点だろう。

感情の揺れ動きを受け入れて、活かす

競技スポーツなどでは、重要な局面で感じるプレッシャーや、対戦相手の反則プレーな

どによってもたらされる怒りの感情によって自滅することを絶対に避けなければならない。そのためには、自分の身体の中に生まれた強い感情をただ抑圧するのではなく、その感情を認識して受け入れ、それを力に変化させることを目指すべきだとジョッシュは述べている。

> 自分の感情から逃げ出すのでもなく、また、心の底から湧き出る感情に流されてしまうのでもなく、それらをしっかりと受け入れて、（中略）最終的にはその奥底にあるインスピレーションの源泉を見つけ出すことを学ぶべきなのだ。それがとても自然なプロセスであることを僕は知った。
>
> （『習得への情熱』２３６頁）

穏やかな精神状態を求めるあまり、自分の感情の変化を闇雲に抑圧しようとする人は多い。しかし、感情の変化は、本来自分が持っている、意識に登ってこないレベルの不安や危険察知、そして希望を表している場合がある。感情の変化は、自分の中に内在されたセンサーが、意識・無意識を超えたレベルで反応した結果の可能性があるのだ。このセンサーの働きを活かすためにも、ただ自分の感情を抑え込もうとするのではなく、その変化を認知してパフォーマンスに応用していく工夫をするべきではないだろうか。

自分の感情の状態を自分のパフォーマンスに活かしているチェスの世界チャンピオン（チグラン・ペトロシアン）の例などをジョッシュは自著の中で紹介しているので、興味のある方にはご一読をおすすめしたい。ペトロシアンは、朝起きるとまず自分の精神状態の観察を丁寧に行い、その観察結果に基づいたチェスのゲームプランを立てていたという。

生活という独創的な芸術

逆境への対処法は、最終的には、自分が自分なりに作り上げていく必要がある。なぜなら、逆境の到来の仕方は、個人の生い立ちや経験や能力によって固有のものだからである。創造力を発揮して、自分の問題の新しい解決法を発見していくことの重要性を、チクセントミハイは芸術になぞらえて以下のように述べている。

> 生活の中で新しい目標を見出す過程は、多くの点で芸術家が独創的な作品を制作する過程と似ている。月並みな画家が描き始める時は、何を描きたいかがあらかじめ分かっており、描き終るまで最初の意図が保持されるのに対して、独創的な画家は同程度の技術であっても、心の中に深く感じながらも未確定の目標をもって描き始め、

キャンバスに現われる予期しない色や形に応じてたえず絵を修正し、最終的には描き始めた時とはおそらく似ても似つかない作品を描いて終る。画家が自分の内的感覚に共鳴し、何が好ましく何が好ましくないかを知っており、キャンバスの上に起こることに注意を払うならば、必ず良い作品になる。（『フロー体験　喜びの現象学』２５９－２６０頁）

逆境への対処法は、一流のパフォーマーのみに要求されるものではない。一流のパフォーマーが敬意を集めることがあるとすれば、それは、その人達が人生の一場面として遭遇する逆境に対して、自分自身の創造性を発揮して鮮やかに対応しているからだろう。そしてそのような場面は、社会を生きる全ての人に訪れるものであり、その状況にいかに創造的に関われるかが、人生の充実につながるのだろう。

第3章

身体と時間

『身体知性』への質問に答える

「非分析的判断」に関する二つの質問

ここまで行ってきた、フロー理論についての説明をふまえて、ここからは、「非分析的判断」に関する二つの質問に答えたい。あらためてその質問を示すと、

①「非分析的判断」とはどのような時に行い、どうやったらその精度があがるのか？
②「非分析的判断」を行うための身体感覚は、どうしたら高まるのか？

というものである。「非分析的判断」は、分析的・論理的に判断を下すのに必要な情報が得られなかったり、情報を解釈する時間的余裕が

なかったりする場合に行うものである。また、いくら情報を集めても、不確定要素が多すぎて、あらかじめ正答を想定しにくい問題、すなわち、引っ越し、結婚、進学、就職など、最終的には「実際にやってみなければどうなるかわからない」ことについて行う判断のことである。これは、言い換えるならば、「理由を完全に論理立てて説明することが不可能な判断行為」ということになる。あらかじめ正解を想定できない問題というのは、人生において重要な場面で必要になるので、「非分析的判断を上手に行えるようになりたい」というのは、多くの人の望みと言っていいだろうと思う。

社会生活で非分析的判断を行う状況は、まったく情報や手がかりを持たずに行う場合よりも、ある程度判断の参考になる情報や思考過程はあるのだが、それだけでは結論を出すのに十分ではない、という場合が多い。例えば引っ越す家を探すとき、通勤時間を短くすることを考えれば、駅に近いところに住むのがよい。しかし、子育てや趣味のために、静穏で空気の良い環境が必要であれば、駅から離れた郊外に住む方がよいことになる。ただ、郊外は環境が良くても通勤時間が長くなれば、趣味に割くことのできる時間は短くなってしまうかもしれない。そうすれば、趣味を重視して選んだ居住地なのに、選んだ場所のメリットを十分に生かせないことになってしまう。

日常生活は、多種多様な要素によって構成されているので、すべての事柄を事前に想定して引っ越し先を探すことは不可能である。人間に求められる非分析的判断では、論理的な思考と、身体感覚的な判断力を融合させて結論を導き出す必要がある。

非分析的判断において身体が重視される理由

非分析的判断は、論理性のみで説明できない判断なのだから、まさにケースバイケースのもの、そして、同じような状況に直面したとしても、人が異なれば生まれる結論も異なる可能性があるものである。だとすると、そのような個別性の高い行動について、共通して重要なコツのようなものを挙げることはできるのだろうか。非分析的判断は、人それぞれに異なる価値観（その価値観は、意識に上っている場合も、無意識のレベルで存在している場合もある）に沿って行われるものなので、それを完全にマニュアル化することは不可能だろう。しかし、いくつかの点において、良い結果を導きやすくなるポイントがあるようにも思われる。そして、そこで注目すべきものとして浮上してくるのが身体である。

人間にとって身体は、情報収集装置としての役割を果たしており、すべての情報は、身体を経由して人間にもたらされる。また、身体は集めた情報に対応したり、情報を蓄積したりする役割も担っている。

身体に集められた情報は、全てが意識に上ってくるわけではない。「季節による日照や気温の変化」「昼食で食べたラーメンのチャーシューの厚み」「仕事から帰宅した妻の表情と機嫌」などは、意識・無意識が混在する形で、自らの身体（五感と言ってもよい）に入力される。これらの情報は、即座に行動や感情形成（リアクション）として現れてくるものもあるが、すぐには利用されずに、身体のデータベースにストックされるものもある。そして、人間が非分析的判断を行う必要に迫られたとき、すなわち、すべてを論理的に説明することができない判断を行う必要があるときに、これらの情報が利用される。別の言い方をすると、人間が、何らかの非分析的判断を行うときに頼ることができるのは、意識レベル・無意識レベルにかかわらず、身体に集められた情報以外に存在しないのである。

記憶。身体に集められた情報が辿る個別のプロセス

非分析的判断を行うときに身体に集められた情報を使用する、ということについては、注意しなければならないポイントがある。身体に集められる情報には様々なものがあり、長年にわたり蓄積されたものもあれば、判断を迫られているその瞬間に到来するものもある。その瞬間に到来するものは、「インスピレーション」と呼ばれるものに近い。インス

ピレーションは多方面から到来する方がよいので、身体は閉鎖的であるよりも周囲の変化を敏感に感受できる、開放的なものがよいだろう。

さらに、身体が集めた情報を処理する仕方に人間の個別性が表れるということが重要である。これは、神経生理学者のA・ダマシオが、「身体を経由した感情形成」として説明していることと関係が深い。

人それぞれの、生い立ち、経験、体格、周囲の環境など、さまざまな要素が個々の人間における身体を構成しているので、身体を介した情報への対応は常に異なってくる可能性がある。簡単に言うと、ある人にとっては心地よい気温も、別の人にとっては暑くて不快、ということになるかもしれない。これは、年齢や性別、そして、行っている仕事の活動量によっても感じ方が異なってくる。さらには、同じ人間に起こることでも、状況次第で反応は変化しうる。

身体が集めた情報が処理されて生まれるものに、「記憶」がある。そして、記憶の生まれ方には、人間個別の身体性が強く表れる。神戸女学院大学名誉教授、合気道凱風館道場の内田樹師範は、脳に生まれる記憶は実体が存在しないもので、常に「スキャン（検索）」と「エディット（編集）」を介して意識に上ってくる、と述べている。

これはどういうことかというと、例えば、プロ野球やサッカーの試合は、実際のプレーヤーのパフォーマンスを、動画として記録できる。動画は、記録として保存できるのに十分な正確さ（accuracy）を持っている。一方、人間の記憶は、記録として保存できるような正確さを持っていない。「正確さがない」というのは、「常に不正確である」と言っているわけではなく、「正しい場合と正しくない場合が混在している」、ということである。

もちろん、人間の中に浮かんでくる記憶を、動画やテープに保存すること自体は可能である。これは、各種メディアや、警察などでもよく行われていることである。だが、これらは、あくまでも「その時」に人間の身体を通して発せられた発言や表現であり、実際に起こった出来事と一致しているとは限らない。また、記憶が、事実を反映した正確なものであるかどうかを、完全に検証することが不可能な場合も多い。

記憶とは、人間が身体のなかにストックしている「生データ」の中から、社会生活の中で必要に応じて、材料を探し（スキャン）、省略・書き換え・つなぎ合わせを行って（エディット）、意識に上ってくるものなのである。記憶とは、個別の人間の状況に応じて、その人間に固有の形で処理されることを経て生まれるので、記憶の生成自体が状況依存的なものであり、動画記録のような実体を持たない。

動画と人間の記憶の違いは、そのまま機械と生身の身体の違いである。動画は常に、その場に起こっていることを機械の性能が許す範囲で保存する。一方、人間の記憶は、身体を介して人間の内外に現れてくるものなのでつねにゆらぎがあり、「生データ」の貯蔵場所となっている身体（人間）が死んでしまえば、もう新たに生まれてくることはない。

記憶に代表されるような、身体を介した人間一人ひとりに固有の情報処理作業は、合理的、理性的な判断を行う場合のみに働いているわけではない。身体に集められ、蓄えられている情報の使われ方は、例えば依存症における問題行動の病理とも関連が深い。人間固有の身体は、収集した情報を介してインスピレーションを生み出したり、「感情」や「記憶」を形成したりすることで、非分析的判断を押し進めている。

「無時間的」判断と、「有時間的」判断の違い

それでは、どのようにして、この判断の精度をあげられるのだろうか。序章でも述べたが、非分析的判断を精度ということばで評価するのは難しい。なぜなら、非分析的判断は答えのない問題に対して行うものなので、正解が存在しない以上、精度、正確性を評価することは不可能だからである。それでもあえて、非分析的判断の精度を高めるものについて考えるとすると、それは、「自分が行った判断を、良いものとできる思考と行動」ということになる。

非分析的判断の精度向上のためには、判断を行う状況でのピンポイントで「無時間的」な能力を上げることに注目することはあまり意味がない。「無時間的」判断とは、判断の根拠となる情報を利用して、ベストの結論を出そうとすること。人生の時間の流れのなかで、判断を行った状況を、点（分岐点、分節点）として、指し示すことのできるような行動のことである。ここでは、判断のための材料となる情報と結論が、時間の流れとは無関係に存在している。科学的分析に基づく判断は、「無時間的」判断と関係が近いものということになる。

これは、電卓で計算を行うようなもので、必要な情報が入力されれば答えが「無時間的」に表示される。このような行動を非分析的判断で用いるということは、結婚相手を選ぶときに、明らかになっている情報（職業、年収、身長、家族構成等々）のみで、判断を行うことである。不確定要素については目をつむり、「Aさんと結婚するか、それともBくんと結婚するかで、「えい！」とAさんを選ぶ」というようなものになる。このような判断の仕方は、後から、「あのときの判断は、正しかった（あるいは、誤っていた）」と、単純で厳密な査定の対象になりやすい。これは、非分析的判断力の評価に、分析的な判断力の評価法を持ち込もうとしていることに近い。

一方、「有時間的」判断とは、人生の流れの中で、ある種の方向性の決定と、その後の生活がひとまとまりになっているようなものである。「有時間的」判断を人生の流れの中で位置づけようとすると、それは点で表現することはできず、時間の幅が存在することになる。少し難しくなるが、ここが非常に大切なところで、「有時間的」判断のなかにはもちろん、個別の行動の取捨選択が含まれている。ただ、この取捨選択だけで「有時間的」判断は終わっていない。「有時間的」判断には、取捨選択の結果を柔軟に受け入れる解釈力（思考や感情）が含まれているのである。

これをもう少し踏み込んで言い換えると、「有時間的」判断法を用いて非分析的判断を行うということは、個別の取捨選択を下した後の行動を含めた時間の厚みの中で、自分が行った判断を自分自身で良いものに作り上げていく、ということになる。

新しく生まれる「いま」を大切にする

卑近な例になるが、冬の寒い日の夜に、はじめて入ったお店で、カレーうどんと、カレーそばのどちらを食べるか迷ったとする。このようなときに一番大切なのは、店構えや店員の様子から「その店で出す麺のうち、うどんとそばのどちらのほうが質が高いか」を、予測して当てることではなく、「食事を終えた後も含めて、自分が良い状態で過ごすために、行動と感情をどのように統制するか」なのである。言うなればこれが、「有時間的」判断である（そうなると、もっとも有効な決断は、そばもうどんも止めて、親子丼を食べることなのかもしれない。「どちらを選んだとしても後悔しそうだな」と思ったら、食後の自分の心身が良い状態を得られるようにするために、この決断も「あり」なのである）。

有時間の「有」は、「時間の幅が有る」と考えてもらうとよい。「有時間的」判断を重んじるということは、「人生の岐路」とか「天下分け目」というような考え方を持たず、何かの取捨選択をするときも、選択を行う場面だけでなく、常に新しく生まれる「いま」の経験を充実させようと考えることである。「いま」の経験の積み重ねが、時間の幅を作るので、その「幅」全体が充実していくような判断を積み重ねていくという意識（時間意識）を持つことが、「有時間的」判断を行うことにつながる。

少し大げさかもしれないが、大切なのは、「そばか、うどんか」の決断の是非ではなく、注文した食事が出てくるのを待つ時間も、それを食べている最中も、食べ終えた後の時間も、つねにその時々を良い時間にしていくことなのである（あえて補足するが、良い時間を過ごすというのは、常に快活でポジティブに行動するということではない。そこには、リラックス感や、意識に上らないまでの満足感や自己肯定に支えられた、平穏な精神状態も含まれる）。

「ここが、人生の分かれ道だ」という考えを持つことは、その一時に過剰な気負いを生み出し、判断を歪めさせる可能性がある。このように特別な意識を持ちながら下した判断や行動は時間の流れから浮き上がりがちで、後から批判的な査定の対象になりやすい。このような認識と行動をする傾向があると、たとえ、その時一回は成功したとしても、それを繰り返しているあいだに、いずれ失敗に遭遇する可能性が高くなる。一方、極端にいうと「有時間的」判断は、「失敗を失敗としない生き方」に含まれた行動なのである。

自分の喜びを自分の中に見いだす

「有時間的」判断は、個人と身体の数だけ、「正解」が異なる。時間の幅があるなかでの行動なので、「白か黒か」というような単純な査定の対象になりにくい。一方、「無時間的」判断は、判断材料と取捨選択の間に、ゆとりや隙間、ゆらぎがなく、振り返ったときに、「いつどこの時点で行った判断」という形で明示できる行動なので、批判や査定の対象となりやすい。そして、その批判や査定を行う存在の最右翼は、自分自身である。

「有時間的」判断は、精度というような外部評価で査定されるものではない。そこをあえて言えば、非分析的判断の精度を上げるということは、自分の中で「良い気持ち」、あるいは、「充実」「満足」が得られたら、その判断は、「良いもの」ということになる。非分析的判断の結果を良いものとできるかどうかは、自分の解釈力と行動力にかかっている。

これは、拍子抜けするような簡単なこと、あるいは、無謀で馬鹿馬鹿しい考え方と、思われる人もいるかもしれない。しかし、これはそれほど簡単にできることではないし、馬鹿馬鹿しいことでもない。自分の喜びは自分の中に見いださなければならないのである。世界中では、多くの人が競争や外部評価に依存した社会的成功を「自分の達成」と位置づけてしまったために満足感を得られず、その結果、自分の能力や判断力に自信を持てなくなっている。外部評価に依存した自己査定を重視する姿勢は、一定レベル以上の社会的成功を得ているのに、自己評価が著しく低いという悲しい人生を生み出す原因になっているのである。

非分析的判断における「有時間的」判断とは、日常生活の積み重ねの中で、「自分の喜び」を発見し、自分自身の充実感や成長を育てていくための大切な作業なのである。

自己目的的人間

ここで述べたことに関連して、自分の中での充実感に最も価値をおいて行動することの大切さを論じたのが、フロー理論の提唱者のチクセントミハイである。彼は、社会的な評価ではなく、自分自身の中に行動の目的と喜びを見いだすことのできる人間を「自己目的的人間（オートトリックパーソナリティ）」と名付けた。

社会的な評価は、常に変動しうるものであり、また、自分の力のみでそれを完全に操作することは不可能である。これは、「社会的成功によって自己実現を得るには、一定レベル以上の幸運を待たなければならない」という、大きなリスクの存在を示すものである。

一方、自分自身の喜びや価値観は、時間はかかっても、自分という人間によって作り出すことができる。これは容易なことではないが、自分の喜びを感じられる活動を見いだし、それに取り組むことは、「良き人生」を持つ上で、幸運や不運に左右される要素を減らすことにつながる。

自分のなかで、喜びや目標を自らプロデュースできる人は、不運やネガティブな状況も利用して、より大きな充実感を得ることができる。前に紹介したジョッシュ・ウェイツキンの、逆境への対応の仕方の中には、その要素を見いだすことができる。

自己目的的人間は、非分析的判断が得意？

自己目的的パーソナリティというのは、チクセントミハイが、フロー理論の研究の最終目的として、有意義な人生において重要なものと説明しているものである。自己目的的活動を行う人間は、活動に深く集中するので、心身の感覚が非常に高まっている。また、第1章で述べたように、フロー状態に入るために大切なことは、心理的混乱を取り除くことである。逆境に対して、社会生活的にも自己認知的にも丁寧に対応することで、フロー状態に入る可能性が高まる。とくに、自己認知において肯定的な感情を作り出すスキルを身につけることは、「有時間的」な非分析的判断を可能にするのと同時に、高いパフォーマンスの発揮をもたらすことになる。

ここまで述べてきた、①の質問（「非分析的判断」とはどのような時に行い、どうやったらその精度があがるのか?）への返答をまとめると、「非分析的判断とは、分析的・論理的に判断を下すのに必要な情報を得られない時や、そもそも正解が存在しない問題に対処する必要がある場合に行うものであり、その精度を高めるためには、「有時間的」判断を含んだ生活を行うべきである」ということになる。そして、「有時間的」判断を含んだ生活とは、「判断や取捨選択という行動が、特別に重視されるような生き方ではなく、常に新しく生まれる「いま」の経験が時間の幅をつくるという時間意識を持つ生き方」、ということになる。

身体感覚の高め方

つぎに、②の質問（非分析的判断を行うための身体感覚の高め方）への答えについて考えていきたい。ここまで述べたことをふまえると、非分析的判断に必要な身体は、「有時間的」判断を行う身体ということになる。一言で言うとこれは、「時間意識とともに生きる身体」ということになるのだが、少し補足したい。

ここで述べている時間意識というのは、端的に言って二つのことを指している。一つ目は、「有時間的」判断のところで述べたように、思考や行動を、点で捉えるのではなく、時間の幅で捉えることである。常に新しく生まれる「いま」における判断は、過去の経験を踏まえた未来の予測とともに行われる。また、生活上の判断に限らず、自らの存在や、人間が生きる社会全体を時間の幅の中で捉えることが、時間意識である。

もう一つは、人間や生物の生命は有限であるという自覚である。人間は、加齢し、必ず死を迎える。「現在の生活は、永遠に続くわけではない」という意識は、人間の社会生活の根幹になっている。誰しもが命は有限であることを知っていて、例えば、古来より走ったり泳いだりする速度が速いことに価値が見いだされているのは、人間の命が有限だからである。速く走ったり泳いだりできる人間は、自分や他人の限られた時間を有効に使うことができるからだ。もしも人間の命が永遠に続くのだったら、速く走ることに今ほど価値が見いだされることはないだろう。

このような意味で、競走や競泳で速さを発揮することの価値は、人間の社会生活の根幹と深いところでつながっている。しかし現実社会では、この根幹とのつながりよりも、「競い合い」の部分が過熱しすぎている。陸上競技の大会で優勝したり、世界新記録を樹立したりすることは立派なことである。ただし、これはあくまでもゲーム（遊技としての競争）に過ぎない。仕事にも同様のことが言える。仕事は、生きるために金銭を得たり事務処理能力を高めたり、これらは一生懸命行えば、人間的に成長する機会になりうるものである。しかし、仕事はどこまで行っても仕事にすぎず、生活のための手段に他ならない。

では、仕事やゲーム以外に、生きる上で重要な活動があるのだろうか。それは、人を大切にする活動、すなわち、「生まれて死ぬ」ということを最低限のレベル以上に保障する意識と行動である。

もちろん、仕事をすることは自分と周りの人間の生活を保障するという重要な意義を持っている。ただ、ここで強調したいのは、大切なのは保障の手段（仕事）ではなく、あくまでも根本的な思想（有限な命と生活を保障するという考え）だということである。

生きている間の時間を良きものとするために仕事やゲームは大いに活用されるべきだが、これらは人生の根幹を成り立たせているものではない。これらの活動は、「命は有限である」という事実から派生した手段である。もしも、仕事やゲームを行う上での約束事や成果にとらわれすぎて命や生活が過度に脅かされてしまったら、それは本末転倒ということになってしまう。仕事やゲームは人生に大きな影響を与えうるものだが、基本的に、人生をまるごと呑み込むほどの力を持つべきものではない。

「命は有限である」という認識を持つことは、「有時間的」判断を行う身体性が発揮された状態である。これは、多くの人が社会生活で持つべき認識だが、とくにその自覚が前面に出た状態が、がん等の病気で余命を知ることになった人だろう。そのような人の行動にどのような変化が現れるかは、実体験や物語などで多くのことが共有されている。一例としては、黒澤明監督の映画、『生きる』などの作品がある。

身体記憶——身体的に想像力を働かせる

前にも紹介した神経生理学者のＡ・ダマシオは、人間が推論的に判断を下す際には、身体経由で形成される感情が重要な働きを持つということを論じた。これが、ダマシオのソマティックマーカー仮説である。人間は、過去の経験を通して身体に蓄積した「生データ」を元に感情を生成し、それが未来に対する判断につながる。この感情形成が、理性的な非分析的判断を生み出すことになる。例えば、

中学2年生のシンゴは、夜のうちに終えることのでなかった学校の宿題を朝早起きして行うことにした。幸い、予定していたとおり朝6時に目が覚めて、水を飲みに台所へ行った。すると、ダイニングテーブルにあんパンがおいてあるのが目にとまった。シンゴは空腹からあんパンを食べたいと強く思ったが、食べるのを止めた。あんパンを食べたときの自分を想像すると、もやもやとした感情が浮かんできたからである。

あんパンは、前の晩から妹が食べるのを楽しみにしていたものだった。彼は、自分が幼い頃、楽しみに取っておいたケーキを父に食べられてしまったときのことなどを身体で感じて、妹のあんパンを食べるのを止めたのだった。

これが、感情形成を介した人間の理性的判断である。人間はこのように、様々な場面で身体を介して細かな感情を形成し、理性的・合理的な判断を行っている。シンゴが感じた

「もやもや」が、身体を通して形成された「しるし」、いわゆるソマティックマーカーである。ソマティックマーカーは、想像力を元にして判断をサポートする働きを担っている。想像力の源は、それまでの人生で積み重ねてきた経験なので、理性的・合理的判断を行うためには、ポジティブな感情経験（愛情、安心感、信頼感など）や、ネガティブな感情経験（恐怖、後悔、裏切りなど）を様々に持つことが必要になる。

「想像力を働かせるのに、経験が必要」というのはごく当たり前の話だが、ダマシオのソマティックマーカー仮説のポイントは、人間が短時間で行う判断においては、「もやもや」のように、想像力が身体感覚として出現する、というところにある。これは、人間の記憶と同様に、人それぞれ異なる形で出現するものである。ソマティックマーカーの働きによる非分析的判断では、意識・無意識レベルでその都度浮上してくる「身体記憶」とでもいうようなものが重要な働きを持つのである。繰り返しになるが、記憶とはＣＤやＤＶＤに保存されているような固定された記録ではなく、その都度身体を介して生み出される、実体のないものである。

分析性と非分析性の融合

ここまで、身体感覚を高めるためには時間意識を持つこと、とくに、「人の命は有限である」という自覚を持ち、そこから身体的に想像力を働かせることが大切だということを述べた。

あらためての確認になるが、ここまで述べてきたのは非分析的判断において必要になる身体性に関することである。これは、どちらかというと東洋的な感覚と関係が深いものだが、現代の社会生活は西洋的な分析が基盤となっている。非分析的なアプローチと分析的なアプローチは、どちらかだけが必要というわけではなく、両方を大切にしながら社会生活を行うことが重要である。前に例に挙げたように、結婚相手や居住地を選ぶということは、分析的に検討できる部分は丁寧に分析を用いて、同時に非分析的アプローチ（身体感覚）も尊重する、ということが必要だろう。

このようなことをあえて述べるのは、分析的なアプローチは言語的に説明できるものなので、集団での行動決定や、社会生活上の体裁を意識する場合に、強い力を持つ傾向があるからである。しかし、社会生活ではすべてを分析的には判断できないので、分析の限界を自分なりに理解して最終的な判断を行う必要がある。これは、ある意味すべての社会活動の勘所《かんどころ》とでもいうようなもので、分析的アプローチと非分析的アプローチをどのように混ぜ合わせていくか、というところで、個人は手腕を発揮することになる。別の言い方をすれば、「他人に説明しにくい感覚を、いかにして分析的手法と融合させるか」が重要であり、これが常に問題になるということである。

具体的な例で言うと、野球選手が、多くのホームランを打ちたいと考えてウェイトトレーニングをやり過ぎると、筋肉がつきすぎて身体が硬くなり、変化球への対応ができなくなってしまう、ということがある。総合的なバッティング能力を高めるためには、数値（すなわち分析的手法）で表されるような筋力だけを重視するのではなく、バランス感覚や、全身を協調的に使う能力、そして、心理学的なスキルも必要かもしれない。

全く別の例として、俳句を挙げたい。文章芸術である俳句を厳密に点数化して評価することは不可能だが、やはり佳句・悪句というのは分かれるものである。俳句においては、情景描写という、ある意味、分析的な説明と、分析的には伝えることのできない詩的情感をどのように融合させられるかに、作句の難しさと妙味が詰まっている。俳句は僅か十七文字による定型詩であり、この有限性の中でどのような取捨選択が行われるかに、俳人の固有性（すなわち、身体性）が浮かび上がってくることになる。作句における情景描写は、西洋的な分析的アプローチと一致するものではないが、「あるがままのものを正確に捉えて言葉として残す」という意味では、分析的なアプローチと重なるところがある。

長々と川一筋や雪の原　凡兆

正岡子規は、明治32年に『ホトトギス』で発表した「俳句の初歩」という文章でこの句をあげて、俳句における写実の重要性を述べている。ここで、写実を分析に近いものとして考えると、写実（分析的なアプローチ）は、言葉の裏側に広がる詩的情感の表現（非分析的な表現）の基盤となるものである。取捨選択を行う上で、丁寧な分析が基盤となりうることは、日常生活においても、作句においても、共通することなのかもしれない。

分析的アプローチの限界をメタ認知する

繰り返し同じ例になるが、結婚相手を選ぼうとするとき、判断のための根拠を事前にすべてそろえておくことは不可能である。そのような状況では、周りの人に説明しやすい根拠（相手の学歴、年収、家柄、親の意向など）を重視する人と、自分の身体感覚を大切にしながら最終的な判断を下せる人に分かれる。

　古い時代の結婚は家同士が行うものだったので、結婚相手を選ぶときに、自分の意向を反映させられるとは限らなかった。そこで問題になりうるのは、周りから決められた人生の道（ここでは、結婚相手）と自分の心情の間で、いかに折り合いをつけていくかということである。

　一方、現代の結婚は、自分にふさわしい人生のパートナーを得る、という性格が強い。結婚相手を自分で選べなかった時代から、自分に合った結婚相手を選ぶ時代に変わると、必然的に「結婚しない」という選択肢も浮上してくる。未婚、離婚が増加しているのは、現代社会における結婚が、「個人によって選択可能な人生イベント」に変化したから、ということがあるだろう。

　この変化には、良い面もあれば、良いとは言えない面もある。少なくとも、現代を生きる人達は、個人として結婚についての判断を迫られている場合が多い。判断を保留し続けると、これもまた、未婚という選択肢を選んだという形で人生が進んでいくことになる。

　このことと関連しつつ話が変わるが、現代の社会生活では、個人の判断に対して理由の説明を求められることが多い。仕事を含めた日常生活上の判断の場面において、何か問題があったときや失敗したときに、後から判断の理由を尋ねられるケースは多い。そうなると、現代社会を生きる人達は、常日頃から、自分が行う判断について明確な理由を用意しておく、という慣習に縛られることになってしまう。

仕事を集団で進める場合や、顧客と相談をしながら行うときには、どうしても説明責任が生じる。これはとても大切なことだが、問題は、判断を行う場合には、すべてを説明しきることができない状況があるということである。そして、一般的には状況が緊迫すればするほど、判断の根拠は説明が困難になる。このようなときに、本来は非分析的判断を用いなければならないのに、「他人に対して説明可能なことのみ」を根拠として判断を行うと、良い結論を出せなくなってしまう場合がある。

「他人に対して説明可能なこと」というのは、明確に言葉にできること、すなわち分析的アプローチで集められた情報のことである。そして、分析的アプローチだけでは十分な判断根拠が揃っていないのに、それのみを根拠にすることにはリスクがある。

判断におけるリスクを回避するためには、自分が置かれている状況が、分析的アプローチによって得られた情報のみで対応できるかどうかを確認する習慣が必要になる。この、「分析的アプローチの限界をメタ認知する作業」が、身体感覚を用いた非分析的なアプローチをどの程度登用するかにつながっていく。

分析的アプローチの限界は、情報源が乏しいということもあれば、情報を収集したり解釈したりする時間的余裕がない、という場合もある。いずれにしても、「現時点で、分析的に集められている情報だけでは、判断を下すのに不十分だ」という感覚は、個人の経験や、親や教育者など、周囲の人達とのコミュニケーションによって育まれるものである。結婚相手を選ぶときには、「説明責任の呪縛」から、自分を解き放たなければならない。そして、結婚相手を選ぶときは、常に分析的なアプローチだけでは不十分であるという自覚が必要である。分析と同時に、有時間的な身体感覚を発揮して、未来を身体的に想像することが大切になる。

自分の身体を観察する習慣

身体感覚を用いて判断を行う状況では、当然ながら自分の感覚を素直に受け入れることと、信じることがもっとも大切になる。誰しもが、「あのとき、周りから寄せられた情報よりも、自分の感覚を信じていればよりよい判断を下すことができたのに」という経験をしたことがあるのではないだろうか。どのようなことでも自分の感覚のみを信じればよいということではないが、①分析だけでなく、感覚的な要素が判断に必要と考えられる状況において、②平静な感情を保つように心がけて、③時間に関する想像力を発揮し、④自分の感覚をよく観察してそれを受け入れる、ということがその方法になる。

また、自分の感覚を受け入れたり、信じられたりするようになるためには、日頃から自分の身体と心の状態をよく観察する習慣が大切である。自分が意識せずとも、身体は常に働いている。身体は常に情報を収集し、情報へのリアクションとして感情を形成し続けているのである。この身体の働きを観察する習慣をつけることが、身体感覚を高め、自分の身体感覚を信じられることにつながる。

身体感覚の向上に必要なのは、時間意識とメタ認知

ここまで、非分析的判断において機能する身体感覚を高めるためにはどうしたらいいか、ということを考えてきた。非分析的判断で機能する身体感覚とは、「時間意識」と「メタ認知能力」とまとめることができる。時間意識とは、「命は有限である」という、人間の社会生活の根幹を大切にすることである。これは、有限の命を持った固有の身体が固有の経験を積み、身体記憶を形成するということである。身体的に想像力を働かせて、意識・無意識レベルにかかわらず、ソマティックマーカーが適切に働くように心身のコンディションを整え、それを受け入れる姿勢が大切になる。

また、自分が行う判断において、「分析的アプローチをどの程度利用できるか」ということや、「非分析的判断を自覚的に行う」という、判断にまつわる状況のメタ認知能力が重要になる。非分析的判断は便利なので、ともすると場当たり的だったり、感情に流されたりする形で行われやすいという弱点がある。しかし、非分析的判断は社会生活を送る上で不可欠のものであり、これを自覚的に行うことは、判断における経験の蓄積を良い形で積み上げるために重要なことである。

非分析的判断を自覚的に行うことができれば、その時の判断とその後の経過を、自分のなかで俯瞰的に振り返り、その後の生活に活かすことができる。やはり大切なのは、その時の自分の身体感覚と感情がどのような状態だったかを振り返ることだろう。そして身体感覚は個人にとって固有のものだが、その感覚を他人と共有することは、自分の経験や判断能力を深める機会になる。

身体は、人それぞれに固有のものであるのと同時に、個人にとって唯一の社会との接点である。身体感覚や感情は、外部からの入力があってはじめて形成されるリアクションなので、外部からの到来を受け入れる風通しの良さと、身体の内側から生まれる感覚を尊重する繊細さの両方が必要である。

第2部

身体的生活

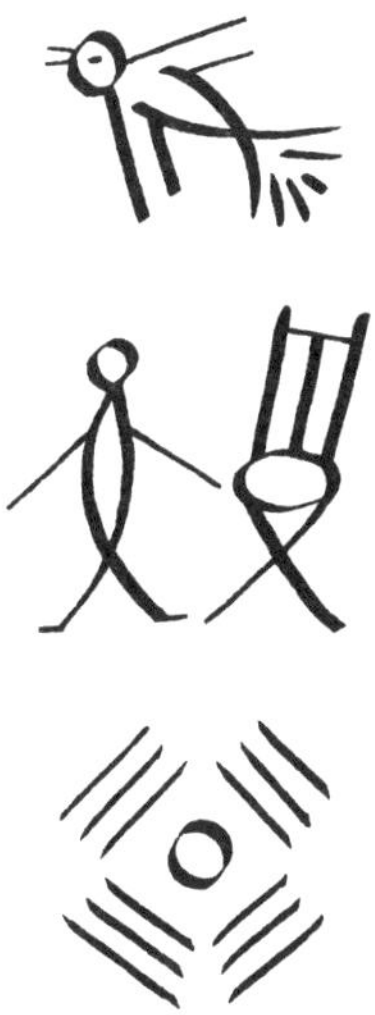

身体は個人に固有のものであり、生活をするのは個々の身体なのだから、「身体的生活」というのは、同語反復とまでは言わないが当たり前のことのようにも思える。しかし、現代における社会生活は身体感覚を活かすものというよりも、どちらかというと抑圧するものになってはいないだろうか。できることならば、身体感覚の発揮にもとづく生身の人間の能力や魅力が、生きやすさや楽しさ、仕事における充実感に結びつくものであってもらいたい。

第1部では、身体性と非分析的判断について、フロー理論を紹介しつつ考察した。ここからの第2部では、身体性、身体感覚を意識しながら生活するとはどのようなことなのかということを、恥ずかしながら私自身の経験を通して述べてみたい。自分の至らなさ、弱さを文章化するのはとても恥ずかしいし、できれば避けたいことなのだが、その至らなさ弱さの中にこそ、生身の身体特有の性質が含まれているとも思う。

私は、西洋文明的に構築された現代の社会生活に、合気道に代表されるような東洋的な思想を持ち込むことは、生きやすさや人生の充実をもたらすと考えている。西洋文明的な価値観とは、より高く、より強く、より大きな成果を求めるものである。未開のものは常に開拓されるべきであり、説明がつかない問題は、科学的論理的に解明されるべきと考える。西洋医学は、このような価値観のもとで形作られているものの代表と言える。しかし、東洋的な考え方は、鈴木大拙の言葉を借りるまでもなく、曖昧、混沌を受け入れ、細かな事象よりも物事全体の調和に価値を置く。

西洋的なやり方で目標を過度に追求することは、心の葛藤を呼び起こし、自我を増大させ、人を洗練から遠ざける。かといって、方向性もないままに日々を過ごすことからは何も生まれないだろう。「求めすぎずに、創造的な人生を送る」というのが、身体的生活のキーワードと私は考えている。

医師の身体感覚について

医師は臨床判断を行う。臨床判断とは、患者の診療をするときに、医師自身がベストと考える方針を定めることである。検査や治療選択についての最終的な決定は、患者やその家族との相談で変化していくが、医師が行う臨床判断は、最終的な決定において大きな影響力を持っている。救急外来で患者が自分の意思を示すことができない場合などは、なおさらである。

医師が臨床判断を行う時に使用するのは、脳を含めた自分自身の身体である。身体は情報収集装置の役割を持っていて、判断に影響をおよぼす様々な情報を集積する。医師は、患者の身体を扱う仕事をしているが、これまで医師自身の身体がどのように働いているかということは、あまり注目されてこなかったように思う。

人間の身体は、判断につながる知識的情報を集めるが、それと同時に感情形成に影響を与える情報（この場合は刺激といった方がいいかもしれない）も集めている。夏休みの午前中に子供が親から勉強をするように言われたとする。少年が机に向かって算数のドリルを開いても、窓から射す夏の日差し、蟬の鳴き声、蒸し暑さ、汗ばんだTシャツの肌触り、テレビの高校野球中継から流れてくるブラスバンドのマーチ、などなど、少年の感情を揺さぶって彼を算数ドリルから遠ざける刺激は少なからず存在する。言うまでもないが、このような入力は身体の感覚器、すなわち五感を介して集められている。

五感とは、視覚・聴覚・嗅覚・味覚・触覚のことである。それぞれ、目・耳・鼻・舌・皮膚を介して情報が入力されるから、人間は同時に複数の感覚を集めることになる。ある程度までなら、一つ一つの感覚器でも、同時並行的に複数の認知を行うこともある。食べ物の熱さと冷たさ、複数の声の聞き取り、などがその例である。

聴診器は白衣のポケットに忍ばせて

そこで医師の場合だが、最初に聴覚について考えてみたい。すぐに思い浮かぶのは、医師のトレードマークとも言える聴診器である。日本の医師が首から聴診器をぶら下げる姿は、この20年でかなり一般的になった。しかし、私が医師になった20世紀末では、特に年配の医師で、首から聴診器をぶら下げることを品のない振る舞いとして好ましく思わない人が多かった。こういう考え方をする医師は、聴診器を白衣のポケットに入れる。医師の白衣は、聴診器を入れることができるように、口が大きくデザインされているのである。

私自身も、首から聴診器をぶら下げるよりも、白衣のポケットに忍ばせていた聴診器をおもむろに取り出すほうが姿が良いと思う。「鞘から刀を抜く」というほど大げさなことではないが、患者の方としても、白衣のポケットから聴診器を取り出す仕草には、医師が診療に真正面から向き合っている姿勢が感じられて、好印象をもつのではないだろうか。医師が、首にぶら下げた聴診器を両手で持ち上げる姿は、小さなバーベルを両肩の上に持ち上げるようでもあり、あまり美しくない。

聴診器は主に、心臓の音と呼吸の音を聴くためにある。腹部の音を聴く場合もある。聴診器の集音部位をチェストピースというが、これはサイズが小さいので、身体に当てる場所が重要である。医師は患者の体格から体内の解剖学的配置をイメージして、正しい位置に聴診器を当てて耳を澄ませる。基本的に聴診器は、音を感知するために使用するが、死亡判定の時は心音と呼吸音が「存在しない」ことを確認するために用いる。

小さな音を検出する場合も、心音や呼吸音がないことを確認する場合も、聴診において大敵となるのは雑音である。とくに、チューブの部分に何かが触れると大きな雑音が入り、聴診を適切に行うことができなくなる。聴診を行う際に最も重要なことの一つは、医師が様々な体勢を駆使して、チェストピースと自分の耳の間をつなぐチューブが、どこにも接触しないようにすることなのである。チューブは、患者が横たわっているベッドの掛け布団、ベッド柵、そして、聴診器のチェストピースを持っている医師自身の腕などとぶつかりやすい。このようなところに聴診器のチューブが少しでも触れると、正確な聴診は行えないのである。

患者が聴診に協力的な体勢を作れる場合はさほど苦労はないが、患者が自分で動けない場合は、医師は聴診の好環境を整えるために、傍目で見れば滑稽なほどアクロバティックな姿勢を取ることを求められる場合がある。ベッドサイドで、変な姿勢で聴診している医師の姿を見かけたら、それは誠実な臨床医である可能性が高い。

医師の聴覚は、聴診器の利用以外の場面でも重要な働きを担っている。医師の耳は、患者の声の質から、歯列を含めた口腔内の異常や、声帯の変化、精神状態の変化などを感じ取る。例えば、長年にわたるヘビースモーカーがかすれ声で来院すれば、喉頭がんの可能性を考えないわけにはいかない。咳もまた、その音質で色々な情報が医師にもたらされる。身体がむくんだ人が湿り気を帯びた咳をしていれば、「心臓の働きが弱まっているのかもしれない」と医師は考える。40歳代の女性が、階段を上がるときに息苦しさを訴え、乾いた咳をしていれば、「病気によって肺が線維化（硬くなってしまうこと）を起こしているのかもしれない」と考える。このように、医師は患者が出す音の質の変化を注意深く観察し、診療上の方針決定につなげている。

嗅覚、味覚、そして触覚

聴覚の次は、嗅覚である。例えば、「メープルシロップ尿症」という病気がある。これは、生まれたばかりの赤ちゃんにみられる先天性のアミノ酸代謝異常で、病名からわかるような特徴的な尿臭がある。「におい」は、患者が自ら述べる病歴（病気や症状の経緯）だけでは想像もつかないような、重要情報を医師にもたらす場合がある。平日の昼間、仕事の合間に水虫の治療のために皮膚科クリニックを訪れたスーツ姿の男性がアルコールの匂いを帯びていれば、患者が優先的に治療に取り組まなければならない問題は、水虫とは異なる可能性がある。

次は味覚である。医師が、自らの味覚を診療の場面で発揮するということはそれほど多くない。しかし、医師が患者の味覚異常を医学的問題として理解する上では、医師個人が人生経験の中で積み重ねてきた「味の記憶」が唯一の手がかりになる。味覚異常は鉄欠乏など様々な原因で起こるが、現代社会において代表的なケースは、抗がん剤治療の後に起こる副作用だろう。ある種の抗がん剤を使用し続けると、患者の味覚が変化してしまうことがある。「食べ物の味が変わってしまった」と訴える患者の話を十分に理解しようとするとき、医師は、自分が持っている味の記憶以外に頼れるものがない。

触覚は、非常に多くの情報を医師に与える。医師が患者の皮膚に触れて感じる湿度は、患者が脱水状態になっていないか、あるいは身体の水分が過剰になっていないかを判断するうえで大きな参考になる。また、首回りや脇の下、腹部などに固まりを触れるとき、医師が注意を払うのは、固まりの大きさとともに、その硬さである。

例えば首回りのリンパ節が腫れているとき、感染症などの急性炎症が原因の場合は、リンパ節は生き生きとした弾力があり、ときには熱感がある。押すとその部位に痛みを伴う場合が多い。一方、悪性リンパ腫によってリンパ節が大きくなっている場合、医師の手に触れるリンパ節は、カチカチに硬くて、押しても患者は痛みを訴えない。

扁桃腺や首の周りのリンパ節は、虫歯や感冒など急性感染症で腫れることが多いが、この場所は悪性リンパ腫が起こりやすい部位でもある。医師は、腫れているリンパ節の硬さを手がかりの一つとして、その腫れが、急性炎症によるものか、悪性リンパ腫のような大きな病気によるものかを推測する。そして、その手がかりを元に、X線CTやMRI（磁気共鳴イメージング）などの画像検査を行ったり、場合によってはリンパ節生検（局所麻酔をしてリンパ節を取り出し悪性かどうか検査すること）を行うかどうかを判断したりする。

ちなみに、悪性リンパ腫で腫れたリンパ節は非常に硬いのだが、抗がん剤による初回治療を行うと、翌日には柔らかさを帯びてくる。

医師が獲得した「分析的まなざし」

最後に残しておいた知覚が視覚である。「医師の診療で、五感のうちどれがもっとも重要か」という議論はあまり意味のないものだと思われる。というのも、医師はあらゆる身体感覚を動員して、ベストの判断をすべく仕事に励んでいるからである。ただ、集められる情報量の割合としては、視覚からもたらされるものが一番多い。

内科医師が、病院や診療所の初診外来を担当しているとする。診療スペースに入ってくる患者の性別、年齢と加齢（成長）の具合、服装、顔色、歩行の様子と速度、などは視覚情報として一瞬に医師の中に入ってくる。これは、診察法の一つとして、「視診」と呼ばれるものである。視覚情報を基に自分の行動方針を決定していくのは、医師だけが行っていることではなく、学校の教師、ホテルマン、銀座や北新地などの高級クラブのマダムなどなど、およそ対人コミュニケーションを仕事にする全ての人にとって重要なスキルだろう。では、視覚情報の利用ということについて、医師と医学の特殊性は、どのようなところにあるのだろうか。

西洋医学の医師と、他の対人コミュニケーションを仕事にする職種との間のもっとも大きな違いは、視覚情報の扱い方にある。西洋医学の特徴は、科学的分析を基盤とすることである。医師は、視覚的に得た情報を、可能な限り科学的・客観的に理解しようとする。このような、医師の「分析的なまなざし」は、科学の発展とともに医師が身につけたものであり、ミシェル・フーコーは、このようなまなざしを得るようになった医師のあり方こそが、「臨床医学の誕生」であるとした。

医師が視覚情報を分析的に解釈しようという姿勢を強くしていった結果、発展していったのが様々な画像診断法である。視覚情報に落とし込む形で発展した画像診断法は数多くあるが、その最右翼のひとつが、X線CT検査である。これは、X線撮影という画像診断法（もちろん、医師の視覚情報となる検査である）が発展したもので、X線撮影によって得た情報をデジタル処理することによって、身体の内部を観察することを可能にした「装置」である。

この画像診断法が開発されたことにより、体を切り裂くことなく身体の内部を観察できるようになった。これは、西洋医学の発展の中でも大きな転換点と言えるものである。医師による視覚情報の精度追求は、「肉眼では見えないものを可視化する」という方向で発展していったのである。X線CT撮影の技術を開発した、ゴッドフリー・ハウンズフィールドと、アラン・コーマックに対しては、ノーベル医学・生理学賞が贈られている。

目が見えなくても「こころ」は見える

話が変わるが、盲目の医師の多くは、精神科診療に携わっているということが知られている。これは、精神科診療が、患者にとっても医療従事者にとっても、同じように見ることのできない「こころ」を対象としているということと関係しているのだろう。盲目の医師が、内臓疾患や外傷（怪我）の診療経験を積み重ねていくことは少し難しいと想像される。これは、現代の西洋医学においては、先ほどから述べている「視診」「画像診断法から の情報収集」など視覚情報の占める割合が大きいからである。一方、盲目の医師は、一般的に存在する目の見える医師とは異なる形で患者の前に現れ、一般的な精神科医では、引き出しにくいような患者の言葉を引き出すことができると思われる。

人は、考えを言葉にできなかったり、言葉にしたくなかったりするときに、「微笑み」「不機嫌な態度」など様々な身振りで、相手に自分のことを伝えようとする。あるいは、意図しなくても周りに伝えてしまう。こういう条件では、患者は言葉で伝えにくいことを身振りで表現していたとしても、医師がそれを受け取っていない、というコミュニケーション不調が起こり得る。しかし、医師が盲目である場合は、視覚的なコミュニケーションが使えない分、患者の方がより積極的に、自分のことを言葉で伝えようとする姿勢になりやすいのかもしれない。

医師は適切な臨床判断のために、自分の身体感覚をできるだけ多く利用しようとする。これは必要不可欠なことだけれども、感覚を研ぎ澄ませることだけに集中して「診察マシーン」になってしまうと、得られる情報は逆に減ってしまうのかもしれない。感覚器は鋭敏で性能が高いほうがよい。しかし、自然にたたずんでいるだけで、周囲から情報がひとりでに集まってくる存在であることは、高度情報化社会において、「生き物としての医師」が目指すべき方向でありつづけるのではないだろうか。

会社のお医者さん

産業医という仕事をご存じだろうか。現在会社勤めをされているか、過去に企業での勤務経験のある方はご存じかもしれない。産業医とは、職場で働く人達の安全と健康をサポートする「会社のお医者さん」のことである。日本では労働安全衛生法という法律が、50人以上の労働者がいる職場で産業医を置くことを定めている。私はこれまで、いくつかの会社で産業医の仕事をしてきた。オレンジ色のマークが有名なスーパー、液晶テレビを作っている会社、消防車を作っている会社、広告代理店などである。多くは、大学病院に勤めていた時期に、医局からの派遣仕事として行っていたものである。半年ほどの短い付き合いだった会社もあるし、数年にわたって関わった会社もある。現在は、大学病院時代から引き続いて、大阪の食品工場で産業医をしている。この工場で仕事をするようになって10年になる。

医師というのは、白衣を着て診察室に座っていたり、手術室や救急外来で動き回ったりしているイメージが強いのではないかと思う。だから、産業医という言葉を初めてお聞きになった人は、その医師がどういう仕事をしているのかわかりにくいのではないだろうか。

簡単にいうと産業医は、会社の中の保健室のような場所にいて、病気を抱えた社員について就業制限の判断をしたり、病気で休んでいた人が復帰するときの、勤務時間についての意見を述べたりする。保健室にいれば当然、体調不良や怪我をした人が来ることがあるので、そのような問題への対応も行う。また、産業医は保健室の中だけで仕事をしているわけではなく、社員が働く環境の安全が保たれているかどうかを確認するために、職場の見回り（職場巡視）を行う。職種が異なれば、そこで働く人の安全面、健康面で考慮しなければならないことも様々に異なってくるので、産業医が従業員の働く現場を自分の目で確認するのは大切なことである。

身体を通した想像力が必要

産業医の職場巡視というのはなかなか難しいもので、それこそ医師の身体性、身体を通した想像力の発揮が重要になる。例えば、スーパーマーケットの店舗の職場巡視をするとしよう。売り場に関しては、産業医が客として普段から知っている場所なので、それほど大きな問題はない。販売フロアが職場環境として何らかの問題があるとすれば、それは同時に、店に訪れる客に対しても何らかの問題があるということになってしまう。客が訪れる場所は、照明にしても気温にしても基本的に快適な状態に設定されている。ときに、空調の効きすぎによる寒さが、長時間売り場で働いている従業員に対して問題を生じさせるかもしれない。

一般的に労働環境として注意が必要なのは、売り場とは扉で隔てられているバックヤードである。通常バックヤードは電気代節約のため、照明が暗い場合が多い。通路に在庫品が積まれていて、人が歩くスペースが十分に確保されていないこともある。産業医はそのような状況を見て、たとえ平日に行っている職場巡視のときは人気の少ない場所だとしても、忙しい週末の昼時にバックヤードを走り抜ける人達が、怪我をする危険がないかを想像することが求められる。

具体的には、「高く積み上げられた在庫品の段ボールが、崩れて落下してくることはないだろうか」「段ボール箱一つ一つの重量はどのくらいだろうか」「視界が遮られた曲がり角で人同士が出会い頭にぶつかる可能性はないだろうか」というようなことを考える。

冬に、店舗内のパン売り場の職場巡視をしたとする。スーパーの中には、店舗内でパンを焼いている所も多く、このような職場が夏を迎えると、高温作業により従業員が熱中症を起こすかもしれない。この危険は、惣菜コーナーで揚げ物を作る場所でも考えなければならないことである。

肉売り場のバックヤードを訪れた産業医は、自分が肉切り職人になったという想像力を働かせて、職人の仕事上の動線をイメージしなければならない。包丁の管理や、スライサーの配置、周囲のスペースの確保など、作業環境の安全管理が十分に行われているかを想像するのである。床の滑り具合は重要なポイントで、水や、肉の脂の掃除が行き届いていなければ転倒のリスクが生じる。包丁を持っている人が転倒したら、大きな事故につながる可能性がある。

必要な意見を、礼儀正しく、簡潔に

産業医の職場巡視について例を上げて説明したが、「これは医師の仕事なのか？」と思われた方もいるかもしれない。職場の安全な環境を整備することは、当然ながら会社が持つ義務である。そのなかで、身体と病気の専門家である医師が、専門的立場から安全上配慮が必要と思われるポイントについて意見を述べる、というのが産業医の職場巡視の持つ意味なのである。

働く現場の安全と、働く人達の健康を守るために構築された医学の一分野を「産業医学」と言う。医師の中には、産業医の仕事だけをしている人もいるが（専従産業医）、多くの産業医は、私も含めて、医師として他の仕事をしながら、「会社のお医者さん」を、兼業として行っている（嘱託産業医）。

現場で毎日忙しく働く人達や管理職にとっては、備品の保管場所や掃除の徹底について口うるさくコメントする産業医は、ときに厄介者かもしれない。一般的に、リスク管理のレベルを上げることは、利便性を下げることにつながる。パソコンでインターネットのセキュリティレベルを上げれば、作業を進める度にいちいち確認画面などが出てきて仕事が中断し、パソコンが使いづらくなることと同じである。大切なことは、仕事の利便性を損なうような産業医意見の持つ意味を、社員のみなさんに理解してもらうことだろう。そこでは、意見の伝え方も重要になる。産業医が高圧的に意見を述べるだけで終わってしまい、日々働く人達の環境や行動が安全性の高い方向へ変化しなければ、何の意味もないのである。

職場巡視において、よいコメントができるかどうかは、その伝え方も含めて産業医の腕の見せ所といってよいだろう。働く人の心情に配慮しすぎて、優しく伝えすぎるのも良くない。働いている人はみんな忙しいので、オブラートにくるんだようにして面倒くさい意見を言っても無視されるだけである。

産業医には、職場環境改善のために必要な意見を、礼儀正しく、簡潔に、そして、意見する理由が明確にわかるように伝える、というスキルが求められる。重要なのは、職場の安全が損なわれるような状況が改善されることなので、「犯人捜し」をするのではなく、あくまでも改善が必要な問題を指摘し、なぜ問題なのかを伝え、改善された状態（整理整頓、掃除の徹底など、ごく当たり前のことが多い）を明確に伝えるのがコツである。

会社の保健室としての機能

産業医の仕事内容を一度にすべて説明するのは難しいのだが、やはり産業医の仕事のベースキャンプとなるのは保健室である。私が勤めている大阪の食品工場は従業員が1500人以上いて、産業医は私を含めて2人、看護師が3人いる。5人全員が一緒に働いているわけではなく、看護師と産業医が、それぞれに交替で勤務している。保健室（私が勤めている工場では、健康管理室とよばれている）は、様々な理由で様々な社員が訪れる場所である。駆け込み寺的な機能を求められているところもあり、だれでも足を運びやすい雰囲気を作ることが大切である。

産業医が会社の保健室で行う主な仕事は、①人間ドックの結果説明と、病院での二次検査への橋渡し。②長時間残業者との面談（健康状態の確認）。③健康問題についての相談への対応（適切な病院受診へつなげる）。④メンタル問題を含めた休職者の復職面談。⑤安全衛生委員会という会議への出席、などである。

従業員が多い会社は、製造、営業、運送、機械整備など様々な職種があり、年齢も高校を卒業したばかりの人から、還暦を超えた再雇用者まで幅が広い。保健室に勤める産業医と看護師は、従業員一人ひとりの仕事内容と、個人が抱えている問題の関係について考え、柔軟な対応をすることが求められるのである。

ときには、会社内での恋愛関係が破綻したあとで気持ちの整理がつかない人が、話を聞いてもらいたいと言って来室することもある。病気を抱えて薬の副作用に苦しみながら働いている人が保健室に来て、体調や受診上の不安について心情を語ることもある。常連さんは常連さんとして優しく接し、珍しい来室者は、珍しく保健室に来たからにはそれなりの理由があるわけなので、慎重にかつさりげなくその人の様子を観察する。看護師に用事があって話しに来たような人でも、産業医が一声かけると満足した様子を見せる人も多い。

医師である私が言うのは開き直るようだが、医師というのは、看護師よりも話しかけにくいものである。それでも、医師の方から話しかけられたら悪い気持ちは持たない人がほとんどである。

「会社のお医者さん」である産業医は、健康を保っている人はもちろん、心身の調子を崩しかけている人も何とか仕事を続けられるようにサポートするという役目を持っている。当然、病院や診療所の医師も、患者さんが病気を持ちながらでも働くことができるように仕事をしている。しかし、そのような立場の医師は、実際に患者さんが、どのような職場で、どのような労作量の仕事を、週に何時間くらい働いているか、ということまではわからない。産業医は、体調を崩したり病気を抱えたりしている人が、実際の職場の状況と折り合いをつけて、安全に働くことができるような調整をするという役目を持っている。

がん患者の変化とメンタルヘルス問題

産業医学の現場で、ここ10年において生じた変化には、すぐに思いつくものとして大きく二つのことがあると感じる。一つは、がん患者の生活スタイルの変化である。

この10年で、がん治療は大きく進歩し、外来通院でがん治療を受けながら生活する人がとても増えた。そうなると当然、がん治療を行いながら働く人も増えることになる。がん治療を行いながら仕事をすることは、経済面でも、個々の人生にやりがいを持つ上でも大きな意味がある。しかし、治療に伴う身体の負担や、がん治療中の心の不安についてはケアが必要であり、そのような人達への対応は、産業医や産業看護師の重要な仕事の一つになった。

病気の種類や、病気を抱えた人が働いている仕事内容にもよるのだが、がんを抱えた人が復職する場合は、できだけ病気になる前と同じ仕事を続けるのがよいと考えている。通院や休息のために、勤務の日数や時間を減らす配慮は必要になっても、仕事の内容自体は変わらない方が生活にリズムが出やすい。また、大きな病気を抱えることになった状態であらためて自分が行ってきた仕事を見つめ直すことは、自分が社会の一員であることや、仕事のやりがいを感じることにつながる。

あくまでもケースバイケースなのだが、多くの人は、知らず知らずのうちに職務上の高いスキルを身につけて、それを発揮しながら働いている。病気を抱えた状態で再び職場に戻ると、自分がそれまでに積み重ねてきたことが、小さなものではなかったということに気がつく、ということがある。

病気を抱える前のようには働けないことにもどかしさを感じてストレスを抱えることもあるが、一般に、命に関わるかもしれないという病気を抱えた人は、病気になる前と同じ仕事に戻ることで、自分の生きがいを再認識し、心の安定を得られることが多いようだ。

もう一つの変化は、働く人のメンタルヘルス問題の増加である。社会一般で、うつ病に代表される「気分障害」の患者数は増加傾向にあり、さらには気分障害以外のメンタル問題も増えている。職場とメンタル問題の関係については、過重労働と過労死、いじめやハラスメントなど、この10年で大きく注目されるようになった。働く人の健康を守るということを考える場合、一昔前に、最も前面に出てくるテーマは生活習慣病予防（コレステロール値の異常や、糖尿病、高血圧への対応）だった。それが、ここ最近はメンタルヘルス問題への対応が、最重要課題になっている。

実際にメンタル問題を理由に休職する人は、この10年で確実に増加している。このような状況を迎えることになった理由は、非正規雇用の増加に代表される働き方の変化、家族のあり方の変化など様々なことが関わっているのだと思われる。

メンタル問題への対応で最も大切なことは、なんと言っても問題を抱えた人の話をよく聞く、ということになる。話を聞くだけで自然に解決の筋道ができてくることも多い。こういう人は、産業医などの他人に対して、自分の問題を話すことによって、ゆっくりとでも自分なりの解決法を自分で見つけていく。

注意しなければならないのは、現代社会ではメンタル問題を抱えた人は、その問題が家族など周囲との関係の中で生み出されていることが少なくない、ということである。心身の不調を訴えて会社の保健室に来る人たちの中には、家族との関係に問題を抱えている人や、家族もまたメンタル問題で通院中というケースが非常に多い。特に、若い人でメンタル問題を抱えている従業員については、タイミングを見計らって、家族等の人間関係に何か問題がないか確認することが重要である。

現代社会におけるメンタル問題は、決して個人に始まり個人に終わるものではなく、周囲との関係の中で生まれてくることが多いので、個人の中だけではなく職場やそれ以外の人間関係にまで意識を働かせることが、問題解決の糸口になる場合がある。

機嫌良く働くための工夫

働く人は誰でも、機嫌良く健やかに働きたいと願っている。しかし、機嫌良く働けるようにするために、個人の立場から社会構造を変化させるのは難しい。それは大切なアプローチだが、それを実現するまでには、多くの時間と労力がかかってしまう。そうなると、個人の側で行うことができる「機嫌良く働くための工夫」というものが重要になってくる。確実で即効性のあるアプローチが大切というわけである。

会社のお医者さんとして、保健室で様々な従業員と関わっていると、心身の状態を安定させるのが上手に見える人と、心身の状態を安定させるのが得意ではなさそうな人の二種類がいるように思われる。最後にそのような人達の傾向をお伝えしたい。また、「機嫌良く働くための工夫」の方法についても、少し述べてみたいと思う。

◆心に変調を来しやすい人の傾向◆

＊仕事において疑問を感じても、それを言葉にするのが苦手。「どのような状況でも、与えられた課題をこなすのが自分の責任」と考えがち。

＊自分の心の中を観察することを嫌う。観察することが、新たなストレスを生むと考えている。すなわち「辛抱・我慢」が、定常状態になっている。

＊固定観念が強く、交渉や議論、話し合いを通じて、柔軟な結論を見いだすのが苦手。

＊複数の仕事の中で、優先順位を考えるのが苦手。

＊生活者としての雰囲気がなく、家庭生活や趣味で仕事以外のコミュニケーションを取っている姿が想像しにくい。

＊残業が多く、睡眠時間が少ない。

＊急激な体重の増減がある。

＊表情が硬く、笑わない。

◆たとえ忙しそうでも、あまり心が病まない人◆

＊声が大きい。

＊不平や文句を、わりと細かく言う。

＊短い雑談をする習慣がある（あるいは、雑談ができるトーク力がある。話題はペットのことや家族の介護など、なんでもよい）。
＊常にではなくても、会話の中で笑顔を作る。
＊自然に挨拶をする。
＊怒りを感じることがあっても、それを長く引きずらない。

◆機嫌良く働くための、生活上の工夫◆

＊園芸や５００円玉貯金など、成果が目に見える生活習慣を持つ。
⬇自分の行動の成果を視覚化できることで、自分が生きている、自分には価値があるという実感を持ちやすくなる。
＊散歩をする。体操や太極拳、合気道などの身体活動をする習慣を持つ。
⬇勝敗などのゲーム性がない身体活動を行うことで、身体を動かすこと自体の心地よさを理解し、習慣づける。身体を動かした後で、心が解放されるということを自覚できることが大切。
＊飲酒、喫煙、ギャンブルなど、依存性の高い行為をする習慣がある人は、一定のコントロールを自分で設ける。

⬇「人生に振り回される」のではなく、「自ら人生を作っていく」というポジティブな意識を持ちやすくなる。これは、食事量のコントロールなどにも応用できる。

*仕事や生活の上で、「情報の偏り」をできるだけ減らす。

⬇世の中は、個人情報保護重視の傾向から、悩み事や問題の共有範囲が、個人や限定された少人数の人にとどまりやすくなっている。職場や家族内で何らかの問題が発生したとき、そのグループの中で、「知っている人と知らない人が混在している」「グループ内で、知っている情報の深さに格差がある」という状態を可能な限り避けることは、社会で生きる人の心身のストレスを減らす上で非常に重要である。とくに、管理的立場、リーダー的立場にある人は、情報の風通しをできるだけ良くしておくことが、自分とグループ全体の精神状態の安定につながることを理解しておく必要がある。家族での場合も一緒である。

身体に流れる時間が交わる

勤務する大学で学生と関わったり、産業医を勤めている会社で従業員と面談したりするときに、「カウンセリングの基本的な体系を知っておきたいな」と感じることが増えてきた。そこで、臨床心理士である大学の同僚に相談し、「家族療法」の研修を受けてみることにした。医師は、問診を含めた医療面接については、医学生時代を含めてある程度勉強する機会はあっても、カウンセリングについて学ぶ機会はほとんどない。私は20年以上内科医として活動してきたが、カウンセリング的なことを行う必要がある場面では自分なりのやり方で、すなわち、我流でそれを行ってきた。

今後私が関わる仕事の中で、カウンセリング的な要素は増えることはあってもあまり減ることはなさそうなので、思いついたことをきっかけに研修を受けてみることにしたのである。２０１９年の4月から11月まで、ほぼ毎週日曜日の午後、大阪梅田にある心理学の研修センターに通っている。私の47歳という歳はまだ老け込む年齢ではないが、自分の仕事の進め方の中にルーティン的要素が増えてきているのも事実である。

自ら積極的に新しいことを取り入れていく姿勢がなければ、さらに年齢を重ねたときに行き詰まるのではないかという思いもあった。研修への参加を申し込んでみると、日曜日というのは、仕事やそれ以外の活動でもわりと用事があるもので、毎週日曜日に研修に行くと決めたことを少し後悔もしたのだが、実際に行ってみると、やはり刺激を受けることや新しく知ることも多く、通うのを楽しみにしている。

一番感じるのは、心理カウンセリングの世界は、私が長年携わってきた西洋医学とは、アプローチが全く異なるということである。西洋医学は自然科学を基礎としているので、理論・理屈を重視するが、心を対象とするカウンセリングの世界は、勿論重要な理論はあるが、それに偏りすぎない。何よりも、カウンセラーは面談を求めている人に何らかの効果を発揮させるには、自身がどのように存在しなければならないか、ということを重視していることが印象的だった。

もう少しはっきり言うと、医師である私は、実践的な面接でのテクニックや技法ということよりも、心理カウンセリングというものが、何を目的として、心理療法全体の中でどのような位置を占めていて、どのようなアプローチがあるのか、というようなことを体系的に教えてもらいたかったのだが、どうも、講義をする側の人も、講義を受ける側の人（臨床心理士や、企業や学校のカウンセラーをしている人が多い）も、実践で役に立つ方法を重視しているみたいだった。そういうことであれば私も頭を切り替えて、そのやり方に乗って勉強しなければならない。事前に抱いていたイメージとの間に差があっても、そこに合わせて柔軟に対応して学ぶという姿勢こそが、今の私が一番身につけたいと思っていたことなのだから。

そして、いざ研修に足を運んで学んでみると、カウンセリングの技法の中には学ぶべきことが多くあるということもわかってきた。個々の技法は、ある種の思想のもとに置かれていることなので、当然といえば当然である。

いつもとは別のやり方で

先日の講義は、家族面接の入り口でのコミュニケーションの取り方がテーマだった。家族関係におけるコミュニケーションの問題は、「この人は、また同じことをやっている！」「また同じことを言っている！」という思いが繰り返されて生じるという側面がある。同じ事の繰り返しは、同じような失敗のパターンにつながる可能性がある。だから、失敗や問題が起こることの構造を理解することが大切だし、その構造に、必要に応じて揺さぶりをかける必要がある。

家族関係の問題は、夫婦や親子関係の不仲、虐待、ハラスメント、共依存などなど様々なものがあるが、それが生じる原因のひとつに、現代の家族の形態が密室的になりやすいということがある。外部の人間が触れることのない密室では同じ出来事が繰り返され、それが良い結果を生み出すこともあるだろうが、良くない結果を引き起こすこともある。家族の中で何らかの問題が生じているとき、たとえば長男が引きこもりがちで、何かのきっかけで暴力的な行動につながることもあるとする。これが、A、B、Cという段階で暴力行動までつながるとすれば、家族の中で何かが起こったときに、「いつもとは別のやり方」で反応することが、「A、B、Cのよくないパターン」に入ることを回避させる可能性がある。A、B、Cというパターンが明確なときだけに限らず、どんなことでもいいから、家族のメンバーが普段とは異なる反応をしてみると、硬直化した構造を崩す突破口になるかもしれない。

これは家族の問題だけでなく、会社組織や学校、競技スポーツでチームをまとめるときなど、様々な場面で応用が利く考え方ではないだろうか。

私の場合、密室といって最初に思い浮かぶのは、医師が外来診療（入院していない患者の診療）を担当する場面である。外来診療は、病棟で複数の医師がチームで診療にあたるのとは異なり、医師が単独で行動し、判断することが多い。病院の外来診療は、普通、個別のドアの先に小さな診療スペースがあり、そこに医師が座っていて診察を行う。

通常は、臨床検査の結果を含めて患者側から届けられる情報をもとに、医師は常識的に判断を重ねていくわけだが、情報が十分に揃っていないときは、可能な限り判断を保留しなければならない。患者の状況が許せば、さらに検査を追加したり、症状の経過を見たりした上で、次の臨床判断につなげて行く。しかし、患者の苦痛の程度などから、経過を観察する時間的余裕がなく、その場で、医師が何らかの判断を下さなければならない場合もある。このようなとき、医師は、外来診療室という密室で、「待ったなし」の状況に即した行動をしなければならない。

外来診療の難しさは、そのような密室的な状況で医師が何らかの判断を下し、治療を行ったときに、その成否が不明な場合が結構あるということである。例えば、風邪をこじらせた患者が来院した場合、患者に何らかの治療を行った後、患者は、病状が回復しても、あるいは病状が悪化して通院先を変更しても、どちらにしても、再び同じ医師の外来を受診しないことになる。良くなったら病院へ行く必要はないし、良くならないのなら、別の医者に診てもらうというわけである。

こうなると、医師が最大限に思考を巡らせて行った判断があったとしても、それが正しかったかどうか、検証できないのである。これはある程度仕方がないことなので、医師はフィードバックを受けることのできる貴重な機会を大切にして、自分の診療能力を高めていくしかない。

社会活動の中での密室性について、家族関係と外来診療を例に述べたが、人間の社会活動において密室的なものの代表といえば、私はそれがまさに身体だと思っている。身体の中で起こる痛みや心の動きを、外側から完全に理解することは不可能である。もちろん、誰かの身体や心の痛みについて、外側からはっきりと感じ取れる場合があるし、そういう感性は合気道の稽古などで磨くこともできる。しかし、身体（個体）とは、本来的な性質として交換不可能なものであり、個人の病気や境遇を、他人と取り替えることはできない。

同じく、スポーツや芸術での卓越した身体運用、創作能力、受験で発揮される学力などは、そっくりそのままは、他人に委譲することができない。だからこそ、他人に何かを伝えることは大切なことだし、その能力は、教師や指導者として仕事にもなりうる価値を与えられている。

一度身につけた技術は盗られることはない

人間が何らかの能力を身につけようとするとき、よい指導者に巡り会うことは大切なことだが、最終的には、自分自身で確固たるものを摑まなければならない。努力の甲斐あって何らかの能力を身につけたとしても、それは個体の中で限定されている。人間の身体能力は、個体という密室の中に閉じ込められているのである。

以前、少し大きな美容室を経営している女性と話したことがあるのだが、その人が「「お金は他人に盗られてしまうこともあるけれども、自分が一度身につけたヘアーカットの技術は、人に盗られることはないのよ」と、若い人達に教えているんです」と言っていた。個人が一度身につけた技術は、抜き取られるようにして他人に盗られてしまうことはないが、そのかわり、そっくりそのまま誰かに与えることもできず、個人の持つ技術は墓場まで持って行くしかない。

カウンセリングの研修内容にもつながるが、身体の密室性は、発揮すべき技術だけではなく、個人の中の深い折り皺、あるいは髪の毛のクセのように、個人に同じ行動パターンを繰り返させる。無意識のうちに繰り返される行動パターンをいきなり直そうとするのは非常に難しいことであり、まずは問題につながる行動パターンを理解する、意識するということが、悪循環から脱却する出発点になる。精神疾患への治療アプローチとしての、べてるの家（北海道浦河町）や、フィンランド発祥のオープンダイアローグの素晴らしさのひとつは、密室として働きがちな身体に、外から風を吹き込むような役割を果たしていることだろう。

べてるの家で行っている当事者研究は、「自分自身で、共に」をキャッチフレーズとして、当事者が抱える問題や苦労について理解することを、仲間と一緒に行っている。当事者研究は、ミーティングでホワイトボードに参加者の発言内容を書きながら進行するが、これは密室としての身体に風穴をあけて、外の世界と交通させる働きがある。

オープンダイアローグでは、「複数の声が鳴り響くこと（ポリフォニー）」を活動の柱のひとつとしており、これをフィンランドのケロプタス病院のスタッフの人達は、「大騒ぎ！」と表現している（映画『開かれた対話』youtubeで視聴可能）。これもまた、身体的にも精神的にも密室化しやすい精神疾患の患者を、外の世界と「つなげ続ける」ためのキャッチフレーズと言えると思う。

密室としての身体の扱い方は人それぞれである。人の数があれば、その数だけ自分の身体の扱い方があると言っていいだろう。人は、それぞれに自分のやり方で、自分を守ろうとする。睡眠や栄養を十分に取ろうとする人もいるし、自分自身を守ることを目的として、自傷や嗜癖《しへき》行動（依存症を含む問題行動）を行うこともある。そのようなとき、周囲の人間は、つい当事者が起こした行動の結果のみに注意を払いがちなのだが、実際はその結果のみを責めたり、二度と繰り返さないように反省を促したりしてもあまり意味がない。

たとえば、学校で盗難事件が繰り返し起こったとする。そして、繰り返し起こったそれらの事件の大半が、ひとりの生徒が行ったことだとわかったとき、結果のみを見て、厳罰を与えるだけでは問題の根本的な解決にはならない。そのようなときは、盗難を繰り返した生徒の身体の密室性、すなわち、当事者固有の思考プロセスおよび、社会との関係の持ち方の中に原因を探っていくことが大切である。重要なのは、「結果に対する処罰」ではなく、「行動プロセスに対する治療」なのである。

白と赤の球がぶつかってピンクの球が生まれる

身体とは、時間の幅を有する存在であり、身体が引き起こした結果（出来事）ではなく、身体が関わった時間（過程、プロセス）に寄り添うことが重要である。人間の個別の身体は、それぞれの身体の中を流れる時間の中で物事がすすみ、時間の幅を持った身体同士が交流する。これはまるで、ビリヤード台の中で動き続ける複数の球（個別の身体）が、壁で跳ね返ったり、球同士がぶつかったりすることと似ている。球は、勢いよく壁や別の球にぶつかると、ときにはビリヤード台の外まで飛び出してしまうかもしれない。そして、ビリヤードの球は、ぶつかったら跳ね返るだけだが、人間は生き物なので、壁や人間同士がぶつかったときは、その反応が時によって変化するし、その反応をある程度は意図的に操作できるようにもなる。

現代社会において武道や武術の稽古をすることとは、ビリヤードの四つ球に例えると、白い球と赤い球がぶつかったときに、ピンク色の球ができあがるようなものなのだと思う。この例えは以前、私の合気道の大師匠である多田宏師範から聞いたことであり、そのとき多田師範は、稽古の中で、「合気道の技をするときは、白いまんじゅうと赤いまんじゅうがぶつかって、ピンク色のまんじゅうができるように動く」とおっしゃった。

現実には、ビリヤードの紅白の球がぶつかって融合し、ピンク色の球が生まれることはないし、二つの身体が融合して新しい身体ができあがるということもない。しかし、人間の場合は、二人の心が通じ合い融合すれば、それぞれの身体単独では行うことのできないパフォーマンスを生み出すことができる。

自分のことも相手のことも、お互いの中を流れる時間を尊重できなければ、「ピンクの球」は生まれない。二つの身体の中に流れる時間が交差することを感じられてはじめて、二つの球はピンク色に変化するように思う。

人の中に流れる時間に思いをはせること。それは、自分の中の時間を感じることを通してしか行うことができない。ひょっとして、カウンセリングとはそういうことなのかなと考えたりした。

医師の私を形作った身体経験

私自身の医師としての身体性がどのように形作られてきたのかということを考えてみた。言うまでもなく身体は生身のものなので、常に経験は蓄積され、変化を続けている。ここから紹介するのは、常に変化し続けている私という人間の、医師としての身体性を形作るにいたった複数の出来事である。もとよりこれも、一面的で偏った理解に過ぎないのかもしれない。

1999年という年は、医師である私に対して大きな経験を与えた年だった。医師のキャリアをスタートさせたのが1997年なので、医師になって3年目の年ということになる。1999年の春、私は一度目の結婚をした（色々なことがあり、その後しばらく経った後、離婚した）。結婚の直後、私が所属していた血液内科の教授が、進行期の肝臓がんであることが公表された。そして、さらにその年の秋、皮膚科医である母に乳がんが見つかった。血液内科のＫ教授は翌年の２０００年にこの世を去った。母は、がんの摘出手術と放射線治療を受けた後、幸いにして経過がよく、それから20年経った今も現役皮膚科医として働いている。

医師として3年目の私は、同じく医師である女性と結婚した。結婚の破綻の理由は、私自身の準備不足、すなわち未熟さにあったと考えている。世の中には、人間的な成長が十分でない状態で結婚をし、結婚生活を経て成長していく人も多い。本来、そうあるべきだと思う。しかし、当時の私は、結婚生活を経て成長するための最低限の準備も整っていなかったのだと思う。

目指すべき像が摑めないままに

１９９７年に医師として働き始めた頃を振り返ってみると、世界中の誰からみられても恥ずかしくないような医師、有能な医師になることだけを考えていたように思う。正直なところ私は、自分が学びたいと思っていた大学で学ぶことができなかったので、そのことが医師になってもずっと尾を引いていた。幸い大学生活では友人にも恵まれて、自分が置かれた環境でベストを尽くそうという前向きな気持ちで、学生生活を送ることができた。複雑な思いを抱いていた大学入学の時点から、そのような前向きな気持ちを持てるようになるまでには数年の時間が必要だったが、そこを乗り越えられたのはよい経験になった。この経験は、現在大学教員として毎年新入学生を迎える自分にとって、大きな財産になっている。

学生時代に気持ちを切り替えて、医師になるための勉学に励もうとしていた私だったが、その心の底には、大学入試に失敗した自分の人生を何とかとりもどさなければならない、という気持ちがずっとあったと思う。それが、「世界中のどこに行っても恥ずかしくない医師」「有能な医師」を目指す、ということだった。ただ、医師というのは働き方も目指す方向も本当に多様で、「プロテニスプレーヤーの頂点が四大トーナメントのチャンピオンである」、というような単純な構図になっているわけではない。正直なところ、学生時代の私は、自分にとって目指すべき明確な医師像というものをまったく摑めていなかった。

大学入試に失敗したという気持ちの中には、高校生活から大学受験の準備を含めて、自分の力を出し切れなかったという後悔が含まれていた。もちろん、志望校には合格できなくても医学部に入学できたことは嬉しかった。私の家族と親戚は医師が多く、職業として医師を選ぶことは、ごく自然なことだった。「有能な医師を目指す」というのは、今度こそ自分の能力を十分に発揮してやるぞ、というような気持ちだった。

というわけで、それまでの人生での悔しさを埋め合わせられるような立派な医者にならなければいけないという気持ちは持っていたが、具体的にどうすれば良いのかは、全くわからなかった。同級生たちが、自分の進路をどんどん決めていくなかで、私は進路を決めていない大学6年生の最後の一人になってしまった。医師としての最初の2年くらいは、どこかの内科系臨床科に所属してローテーション研修を行った後、自分の納得できるような道に進んでいきたいと考えていたが、消化器、循環器、呼吸器など一般的な内科診療科に所属するのは、医局の雰囲気にも、それぞれの診療科の扱う疾患についても、どうもしっくりこなかった。

K教授との出会い

そのようなときに出会ったのが、血液内科のK教授だった。血液内科は、数ある内科系診療科の中では、マイナーといってよいものである。東京の大学から来たK教授は岩手医科大学の血液内科の初代教授で、知的で自由な雰囲気を作り、血液内科を運営していた。

医師として他にやりたいことが出てきて、やめたくなったらいつでもやめられそうな組織に見えたので、私は血液内科に入ることにした。血液学は、難しそうなイメージもあったが、私にとっては、神経学、内分泌学とともに、学術的な関心が高い領域だった。

大学を卒業する1997年の3月も末になったある日、私は外来診療を終えたK教授を待ち構えて「血液内科に入れてください」とお願いした。その瞬間、診療後で疲れてふらふらになっているK教授の顔が、花が咲いたように明るくなった。その顔をみたとき私は、「自分の選択は間違っていなかった」と感じた。今思うと、ふらふらになりながら教授室のある2階への階段を上っていたK教授の身体の中では、肝臓がんがかなり進行していたことになる。私が入局の願いを申し出たのが1997年で、K教授がC型肝炎後の肝硬変に引き続く肝細胞がんでこの世を去ったのが、その3年後である。

「若い医師は、自分の思ったことをどんどん発言し、自分の力を高めて、羽ばたいていきなさい」、とK教授は常に言っていた。大らかな人柄を慕って血液内科に入った人が多かったので、K教授が自分の肝臓がんのことを公表したときには、診療科の医師たちの動揺は大きかった。

K教授は、自分のがんについての治療を受けながら、血液内科の外来診療を続けていた。患者たちもみなK教授の病状を心配していた。K教授の血小板の数は、ほとんどの外来患者の血小板数よりもはるかに少なかった。

あるとき、私が病棟でカルテ（診療記録）を書いていたら、外来から電話がかかってきた。電話をかけたのは、Ｋ教授の横のブースで外来診療をしていたＩ先生で、「Ｋ先生の具合が悪く、とても一人で診察を行える状態じゃない。だれか、一人外来におりてきて、外来診療をサポートしてあげてくれ」とのことだった。その電話をたまたま受けたのが私だったので、私が外来におりて、Ｋ教授の診療のサポートをした。結局その日が、Ｋ教授の最後の外来診療の日になった。

ジェネラリストであれ

Ｋ教授は、私たちが働く血液内科の病棟の個室に入院していた。あるとき、Ｋ教授が強い側腹部痛を訴え、そのとき病棟にいた医師たちが一斉にあつまるという事態が起こった。鎮痛薬の追加投与で痛みは治まったのだが、落ち着いたあとでＫ教授は、「これほどの左脇腹の強い痛みは、おそらく脾臓へのメタ（転移のこと）だね」と言っていた。２０００年の６月にＫ教授が亡くなった後、病理解剖が行われた。病理解剖で、確かにＫ教授の脾臓には肝臓がんの転移が確認され、あのときの左側腹部の痛みは、がんの転移によるものであったことがわかった。

K教授は、「世界を相手に仕事をしなさい」「ヘマトロジスト（血液内科医）である前に、ジェネラリスト（総合内科医）でありなさい」そして、「心を自由に」という言葉を私たちに残した。

K教授が血液内科の医師たちに自らの病について公表したとき、二人の筆頭弟子格の先輩二人が、主治医となることも伝えられた。二人の先輩は、もちろん血液内科医だったが、「ヘマトロジストである前にジェネラリストであるべき」という考えのK教授は、消化器内科の担当医とともに、自らの弟子二人を自分の主治医に指名したのである。これは、最初に聞いたときは感動的なことに思えたし、師の病状を時折先輩たちから聞くことができたので、後輩の私たちとしてもありがたいことだった。

しかし、時間が経つにつれて私は、「教授が病に伏せているときに、筆頭格の医師二人が血液内科以外の診療に大きな労力を割かれるのは問題ではないか」と思うことがあった。岩手県には血液内科の診療施設が非常に少なく、難治性の血液疾患患者が毎週のように、大学病院へ送られてきていた。それは本当に野戦病院のようだった。野戦病院において、経験豊富で脂ののった二人の医師が別の仕事に取られてしまうのは、大きな痛手である。

ただ、今になって思うと、Ｋ教授が自らの弟子二人を主治医に指名するという行動は、それ以外に選択肢がなかったことのようにも思える。二人の先輩は優秀な医師で、熱意も行動力も素晴らしかった。Ｋ教授にとっては、それが二人の医師と、そこに引き続く後輩たちに対しての最後の教育の機会だったのだろう。二人の先輩たちも、Ｋ教授の思いに応えて、消化器内科の担当医と協力して、診療に当たっていた。Ｋ教授による主治医指名について考えてみると、それは、一個人として行ったということではなく、血液内科の教授としての判断だった。

結局のところ、医師に限らず職業人が行う重要な判断は、自分の価値観、倫理観、そして人生そのものと、根本的なところで切り離すことなどできないのだ。Ｋ教授は、二人の筆頭弟子を主治医にする以外のやり方で、人生最後の時期を過ごす方法を考えられなかったのだと思う。

Ｋ教授は、医師、医学教育者として人生を全うし、家族と多くの弟子に見守られて、血液内科の病棟で天に召された。Ｋ教授は、キリスト者だった。Ｋ教授は、私が「医師の身体性」について考え始めるきっかけを作ってくださった師である。

身体運用の根幹が変化した体験

Ｋ教授の闘病期間と重なる時期である１９９９年の11月、診療を終えた後、盛岡の街で食事をしていたら、母から電話がかかってきた。それは、初期の乳がんの診断を受けたという話だった。セルフチェックでしこりを見つけ、精密検査の結果、乳がんであることが確定したという。母は手術を受け、その後放射線治療を受けた。母は盛岡市内の病院で手術を受けたが、放射線治療は岩手医科大学附属病院で受けていた。そのとき、診療放射線科の診療室で、何度かＫ教授と出会ったらしい。Ｋ教授は、自分の家族を、私の母の皮膚科クリニックに通院させておられた。Ｋ教授のその判断は、私にとって嬉しいことだった。

私に物心のついたとき、すでに母は医者だった。盛岡で古くから開業医をしていた母の実家で診療を手伝っていた。私が幼稚園から祖父母の家に帰り、白衣姿の母を見つけたとき、駆け寄って抱きつこうとすると、「白衣は不潔だからやめなさい」「まだ、手を洗っていないからお母さんに触ってはだめよ」と、何度も注意された。父親は耳鼻科医で、精力的に仕事をしていたが、その仕事は大学病院で行われていたので、私にはその姿ははっきりイメージしにくかった。日曜日の夜に家族で食事に出掛けると、ポケットベルが鳴って、父が大学病院へ行くということが、度々あった。私は、一度たりとも、病院から呼び出しを受けた父がそれを嫌がるような態度をしているところを見たことはなかった。そのような姿は、私にとっての医師像の原型の一つになっている。

母が乳がんに罹ったことは、私の内科医としての身体性に大きな変化を与えた。がんの部分摘出手術を受けて、まだ麻酔が覚めきらないままに病室へ帰ってきたとき、「輸液はどのようなものを投与しているのか」「輸液の中には何の薬がはいっているのか」「手術中の病理診断はどのようなものだったのか」など、多くの疑問と不安が湧き起こった。そして、その時に、自分が普段診療で接している患者とその家族が、いかに不安な気持ちを持ちながら、病院で過ごしているのかを身をもって知った。

その出来事が起きるまでの私は、自分なりに患者とのコミュニケーションに気をつかっているつもりだった。時間があれば、患者のベッドサイドに足を運び、丁寧に病状や、今後の見通しを説明しているつもりでいた。また、医師が高いコミュニケーション能力を持っていることは、私が明確なイメージのないままに目指していた「有能な医師」であるために、不可欠の要素であるとも考えていた。しかし、母が病気に罹り、患者の家族という経験をすることによって、私の医師としてのコミュニケーションの取り方は、独りよがりで曖昧、中途半端なもので、患者やその家族に寄り添ったものではなかったということを痛感した。

私はその翌日から、受け持ち患者の点滴の数が変更になるとき、血液検査で採血の本数がいつもと異なるとき、などなど、診療上で何か変化が起きるときは、できるだけ細かく事前に患者へ伝えることにした。最初は、あまりに患者説明のための仕事が増えて戸惑いもしたが、それは、一度患者の家族という経験をすると、絶対に欠くことのできない医師としての仕事のように思われた。

他の医師や看護師からは、私の変化は気づかれなかったかもしれない。しかし、この変化は、私の医師としての身体運用の根幹を大きく変化させた経験だった。あれから20年の時が経ったが、あのときほどの自己の内面の変化をその後の私は経験していない。このような大きな変化が何に似ているかといえば、それはそれから数年後に芦屋ではじめることになる合気道の稽古の過程で経験した、内面の変化に一番近いものだった。意識の変革は、身体の感受性、行動方針、判断基準、などに大きな影響を与えるものである。

自由な議論の名のもとに

母の病気を経て、私はより高いレベルの診療を自分に課すようになった。まだ3年目の医師であり、経験や実力が足らないところは多くあったが、新しい患者を受け持つたびに、必要な文献を図書館で調べ、世界中のどこで診療経過を発表しても恥ずかしくないような、なによりも患者と患者の家族をがっかりさせないような診療をしたいと、日々の仕事を行っていた。このように述べるとさぞかし立派な若手医師だったように見えるかもしれないが、心の深いところではまだまだ、「対外的に高い評価を得たい」、という気持ちが強かったように思う。要は、人のためではなく、結局自分のために医師の仕事を行っていた、ということである。

自分が頑張っているつもりでいると、周りの医師のうち何人かは、十分な仕事をしていないように見えた。私は診療カンファランスでも、回診でも、気に入らないことがあると、先輩でも同級生でもお構いなしに攻撃した。診療科内で自由な議論をすることはK教授が推奨していたことだったから、病に伏せているK教授の意向を勝手に汲んでいるようなつもりにもなっていた。

師は病に伏せ、母は病気になり、同じく医師として働いていた妻とはすれ違いが大きくなり、自分が勤める診療科では、まわりに喧嘩ばかり売っていた。臨床検体を使った初歩的な研究にも少し携わっていたが、その研究を行うことが、どのような点で新規性があるのか理解できず、真剣に関わりきることができなかったのも覚えている。私の周りには、自信をもって取り組めることは何一つとしてなく、朗らかな安らぎも、夢や希望へ向かう明確な道筋も存在しなかった。

再生不良性貧血の患者O君

そのような時期に、私はO君の主治医となった。O君は私と同い年の重症再生不良性貧血の患者だった。再生不良性貧血とは、すべての血液細胞の元になる造血幹細胞が免疫的に障害を受けてしまい、白血球、赤血球、血小板というすべての血球が減少してしまう難病である。O君はこれまでいくつかの薬物治療を受けていたが、そのいずれからも効果を得ることができず、日常的に赤血球と血小板の輸血を受けていた。

後は造血幹細胞移植を受けるしかなかったが、血縁者ドナーはいなかったので、非血縁者ドナーからの移植の検討を始めていた。しかし、私は自分が勤める病院で、O君の造血幹細胞移植を行うことにためらいを感じていた。

Ｏ君は心の優しい人で、自分が定期的に輸血を受けなければならない病状なのに、自分よりも、就職したての弟や、母親の心配ばかりしていた。Ｏ君の家族には、父親はおらず、母親と彼を含めた３人兄弟だけだった。Ｏ君は、長男だった。

ある日の朝、私が病棟に出勤してＯ君のベッドの所へ行くと彼の姿がなかった。看護師に理由を尋ねると、県外に住む弟が交通事故を起こし、その状況が心配で外出したという。Ｏ君の血小板の数はつねに１万から２万／μLで、この数値は出血のリスクは大きいが、かといって慢性的に続いている重症再生不良性貧血の治療経過において、患者さんをベッド上だけに貼り付けているわけにも行かない、というようなものだった。私はただ、彼が無事に帰ってくることを祈った。幸いにして、その時は大きな問題は起こらなかった。しかし、Ｏ君との別れは突然やってきた。

ある朝、病棟から私を呼ぶポケットベルが鳴った。すぐ病棟に電話をかけると、すでにＯ君は亡くなっていた。血小板の少ないＯ君は、体内のどこかで大量出血を来し、早朝に看護師が見回りに行ったときには、すでに心肺停止状態だった。その日病棟当直だったのは、血液内科の後輩のＢ医師だった。Ｂ医師は心肺蘇生をしたが、Ｏ君はすでに回復を望める状態ではなかった。急いで病院へ行くと、Ｏ君はいつものベッドの上で青白い顔をしていた。口からはB医師が挿入した気管内挿管チューブが伸び出ていた。すでに遺体となっているO君の口に、どうして挿管チューブが入ったままの状態になっているのか、私にはわからなかった。

B医師は、彼にできる最大限のことをやってくれていた。私は彼に感謝をしなければならなかったし、「ありがとうございました」とも言ったと思う。しかし、私は、あの優しいO君が青白く横たわり、その口から気管チューブが伸びている姿が、あまりにも悲しく思えた。B医師は、神妙な顔をして立っていたが、どこか、自分が救命救急の過程で、挿管手技に成功したことを誇らしく感じているように思えた。

私は、B医師の気持ちも理解できるような気がした。彼も私も、K教授の下で、「ヘマトロジストである前に、ジェネラリストたれ」の合い言葉のもとに、医師としてのトレーニングを積んでいた。ジェネラリスト(総合内科医)にとって、気管内挿管は、救命蘇生時の重要で難しい手技の代表である。B医師が、すでに心肺停止状態だったのであろうO君に気管内挿管を行う姿が、私には想像された。だがそれは、本当に必要な処置だったのだろうか。

O君の遺体に直面したとき、私が誰にも言うことのできなかった本音は、「患者を大切にするというのは、こういうことじゃないはずだ」「O君に必要だったのは、気管内挿管ではなく、尊厳ある死亡確認だったはずだ」という思いだった。

私はその時、グループとしての診療の難しさと、血液疾患の診療の難しさの両方に直面して、だれにも言うことのできない失望に追い込まれた。病理解剖の結果、肝臓内での大量出血が、Ｏ君の直接死因と考えられた。

血液学の研究へ

Ｏ君の死から、しばらく時間が経ち、Ｋ教授が２０００年の６月にこの世を去ったとき、私は血液内科で診療を続けていた。その時、診療チームにおける造血幹細胞移植の体制が十分でないように私には思われた。造血幹細胞移植は無菌管理が必要なので、医療設備、医師、看護師、薬剤師、栄養部門など、病院全体の総合的な能力、体力が求められる。私は、Ｋ教授の後を受け継いで血液内科をまとめていたＩ先生に、「東京へ、造血幹細胞移植の勉強に行かせてもらいたい」と願い出た。

Ｉ先生の考えは私の考えよりも遥かに冷静だった。現在、造血幹細胞移植が十分に上手くいっていないように思えるのは、診療体制の問題というよりも、移植を行う患者の選定の方針によるところが大きい、というのがＩ先生の考えだった。当時、病院全体の労働力のキャパシティーから、年間の造血幹細胞移植数は、5例までというのが、院内の取り決めになっていた。その5例という枠のなかで、病気の状態から「猶予がない」という患者さんから移植を行っていけば、残念ながら、移植医療が上手くいかない場合も増える。現在の状況はそのようなものであるというのが、I先生の見方だった。

病状が思わしくなく「猶予がない」患者さんたちを、移植以外の治療法で治療するか、他県の移植施設を紹介するか、ということを行えば、すなわち、症例を選別して移植治療を行えば、自ずと大学病院の移植治療の成績は向上する。しかし、岩手県で治療を受けている患者の多くは、他県で造血幹細胞移植を受けることは、経済面からも患者のサポートの面からも望まなかったり、不可能だったりする人が多い。今は我慢の時であり、病院全体で造血幹細胞移植の実施数を増やせる状況になるまで、現在のやり方を積み重ねていくしかない、というのがI先生の考え方だった。私が勤めていた岩手医科大学附属病院の血液内科は、広い岩手県の中で本当に数少ない造血幹細胞移植の実施施設であり、I先生の言うことは、もっともだと思った。

「君が移植の勉強をしたいという気持ちはわかる。しかし、それは短期的な効果はもたらすかもしれないが、その効果は限定的だろう。もし、他の場所で君が勉強をしたいというならば、血液学の研究をしに行きなさい」と、I先生は言った。これは、私が想定していたのとは全く異なる言葉だった。
そして私は、約半年後の2001年4月から、大阪で大学院生として、血液学の研究を行うことになった。医師として、初期研修を含めて丸4年を経てからのことだった。

医師個人としての身体経験が拠り所に

医師が臨床に携わるとき、医師の身体は、個別の身体性を発揮している。個々の医師の目の前に広がる医療の世界は、医師の数だけ異なっている。私の診療に対する向き合い方は、私の母や父とは完全に異なっている。また、最初の師であるK教授とも、I先生とも、重なるところはあっても違うだろう。

医師には、診療のベースとなる医科学的な情報や知識を広く深く身につけることが求められる。しかし、診療を行う上で医師が重要な判断（非分析的判断）を行う場面では、医師個人としての身体経験の蓄積が拠り所となる。そしてそれは、自分が完全に望むような形で身につけられるものではない。自分なりの誠実さで、様々な経験を積んでいくしかない。

その後私は、大学院生として大阪に移ってから、11年間大阪の大学病院で研究と臨床を続けた。そして、そのまま大学を異動して、大学教員として関西で生活している。そのようなことになった理由は一言では言い表せないけれども、私の身体に積み重ねられた、医師としての初期の経験における深い傷が、私のような特異な医師としてのキャリアを作ってしまったのかもしれない。

世の中では、様々な思いを抱えて、傷つきながらも臨床医を続けているドクターが大半である。そのようなことができなかった私は、医師失格なのかもしれない。しかし、私は少なくとも医師として、「誰にも恥ずかしくないような立派な医者になろう」というような気持ちや、対外的な評価に振り回されるようなことからは、距離を置くようになった。それこそが医師失格の態度なのか、医師としての新しい出発点なのかは未だにわからずにいる。

私は、普通の医師とは少し異なる形で、自らの身体を使って、教育や、社会の中で医師としての仕事を続けている。私を育ててくれたK教授や両親、医師としてこれまでに関わってきた人達には申し訳ないと思うところもあるが、私と私の身体だけができることをやり続けたらこのようになってしまった、という諦念も同時に抱いている。

合気道とは生きることそのもの

私は、大学院生のときに合気道と出会い、稽古をはじめた。医師として大学病院で臨床医学と医学研究を行いながら、合気道の稽古を続けていた。大学院に入学したのが200１年。合気道をはじめたのが翌年の２００２年である。縁あって、２０１２年に神戸松蔭女子学院大学に異動した。合気道の道場（神戸市の凱風館道場）での稽古を続けながら、神戸松蔭に異動したその年に合気道部を作り、学生への合気道の指導をはじめた。松蔭では、全学共通教育センターから依頼を受けて合気道の授業も担当している。

私は、「合気道とは何か」ということについて、他所様に対して大きな顔で何かを述べられるような人間ではない。しかし、大学の授業として合気道を担当するようになってから、はじめて合気道と出会う人、そして、一生のうちにこの授業でしか合気道を体験することのない人に対して、合気道に良い印象を抱いてもらいたい、というような勝手な責任感を持つようになった。

合気道に対して良い印象を抱いた人達の中では、合気道をはじめようと思う人もいるかもしれない。実際、毎年合気道の授業をきっかけとして合気道部に入部する学生が何人かいるので、大学合気道部の顧問としても、授業を通して合気道の素晴らしさを伝えるのは、大切な機会になっている。

私は、大学合気道部の組織をどんどん大きくしたいと思っているわけではない。しかし、一人ずつでも毎年部員が入部しないと、大学で合気道部の活動を継続することができなくなってしまう。あまり友達ができず一人で過ごしがちだった学生が、合気道部の稽古に参加することで、なんとか4年間の学生生活を無事に終えられたというケースがある。こういう学生が存在することを教員として経験すると、小さくてもこの場所を守るのは、私に与えられた使命のようにも思えてくる。

合気道とは一体何か？

私は、合気道と出会うことで、対人関係の作り方、仕事の進め方、芸術的感性の高め方などに大きな影響を受けた。合気道をする方でこのような考えをお持ちの方は少なくないと思う。私の場合、2001年に大学院入学のために、それまで住んでいた盛岡から大阪に転居し、生活全般の環境が大きく変化した。その変化の中に合気道が加わったので、合気道による生活への影響は、より一層大きなものになったような気がする。私は生活スタイルの可変性・流動性が高い時に、合気道と出会ったということだ。

もったいぶった言い方になったが、要するに私は、合気道を通して新しい人間関係を構築し、現在の妻と結婚し、家庭を持った。私の、現在まで続いている関西での生活（家庭、仕事、道場などの社会活動）は、合気道という要素を省いては説明のできないものである。好きとか嫌いとかそういう問題ではなく、私にとって合気道は生活であり仕事であり、ちょっと大げさかもしれないが、生きることそのもの、といっていいと考えている。

このようになってくると、合気道をやっている年数とか、段位とか、巧拙とか、そのようなことは、重要ではないとは言わないが、最重要とは言えなくなってくる。ただその出会いに感謝し、そしてその出会いの持つ不思議さの前で戸惑い続けることになる。その戸惑いは、「私の人生を大きく変化させた、合気道とは一体何なのか」という問い・疑問だと言っていい。

私は常に、「合気道」と名のつくものの枠組みや概念について、問いかけを行いつつ合気道をしているのである。そして、その問いかけを源泉として、初めて合気道に出会った人達に対して、合気道について説明を行っている。毎回毎回、新しい答えを絞り出すように考えながら。

ここからは、今の私が考えている、「合気道とは一体何なのか」という問いについて、自分の経験を通して述べてみたいと思う。それは、漠然と何かを述べるというよりも、いくつかの具体的な切り口から話した方がよいのではないかと考える。

左右の半身を均等に稽古する

最初に、合気道の身体運用としての特徴について考えてみたい。心の動きのような見えないものについて何かを述べるよりも、目に見える身体の動きをテーマにした方が、分かりやすいと思うからだ。

合気道は試合を行わない。また、基本的に柔道で言うところの乱取りという稽古も行わない。乱取りとは、お互いにどのような技をするか分からない状態で、時には相手の技が自分にかからないように防御的に動く。また、そのような相手の防御に対して、フェイントのような動きを使って技をかけようとする、という試合形式の稽古法である。

合気道では、試合や乱取りをしないわけだが、では、合気道はどのような稽古をするかというと、「正面打ち」「片手取り」「両手取り」「後ろ両手取り」といったような、状況を設定して、相手を投げたり、抑えたり、固めたりする。ときには武器（木剣や短刀、杖など）を持って稽古をすることもある。武器は、自分が持つ場合もあるし、相手が持つ場合もある。

合気道は、「動けば技になる」ものとされ、「合気に形なし」（合気道開祖植芝盛平先生）とも言われる。ただ、合気道の稽古が、ごく一部の武術・武道のエキスパートを対象として行われていた時代とは異なり、現在のように合気道が一般の人々に広く普及した状況では、ある種の状況設定を行って稽古をすることが多い。この稽古方式は、型稽古に近いものとも考えられがちである。しかしながら、やはりこれはあくまでも稽古上の状況設定に過ぎず、相手が変わるたびに、自分と相手の動きは毎回変化するので、あらかじめ決められた型をただトレースするというのとは、異なるものである。

ここで注目したいのは、合気道では、先ほど紹介したような「正面打ち」「片手取り」といった状況設定を、左右の半身で、交互に均等な割合で稽古するということである。合気道以外の現代武道では、柔道でも相撲でも、基本的に自分の得意の組み手（左半身で左手が上、あるいは右半身で右手が上）があり、試合や乱取りにおいて、自分が得意の組み手の体勢に持ち込もうとする。対戦相手と、得意の組み手が同じ場合は「相四つ」、得意の組み手が左右で異なる場合は、「けんか四つ」となり、相撲では差し手争いが起こる。

試合を行う武道において、左右の組み手で差がないくらいに技術や力を発揮できたら非常に大きな武器になる。実際にそのような状態を目指して、稽古やトレーニングに励んでいる人も多いだろう。しかし、合気道ではそもそも試合を行わないので、どこまで行っても左右均等の割合で稽古をするだけなのである。

当然ながら、合気道初心者のうちは、左右どちらかだけは技の手順を身につけることができても、反対側は上手くいかない、ということが起こりがちである。特に、技をはじめて覚えるときは、左右どちらか同じ半身で技を繰り返したくなる。本当に初心者のうちはそれで良いかもしれないが、稽古に慣れてきたら、できるだけ早い段階で、初めての技を稽古するときも、左右交互に行うべきである。

この形式は、試合を行わない武道である合気道にしかない身体運用の特徴であり、このやり方はできるだけ早い段階から尊重されるべきだろう。これは、何に似ているかと言えば、バレエの回転（ピルエット）に似ているかもしれない。ピルエットは、左右どちらも行えることが重要である。

左右の半身で行うのは、合気道の技だけではなく、基本動作の受け身も同様である。受け身を左右同じように取れるようになるのは、怪我防止や、稽古を気持ちよく、痛みを感じることなく行うために大切なことである。技にしても受け身にしても、自分が比較的上手に行うことのできる半身を自分の「先生」に見立てて、苦手な半身は「先生」の動きとどこが異なるのかを感じ、研究する。これが、自分の身体パフォーマンスを自分自身で客観的に評価し、問題を解決していく能力につながる。左右均等の割合で稽古をすることは、他の方法では得られないような自己観察の機会を、稽古者に与えるのだ。

左右の身体能力を平均に向上させる

武道でも、野球やテニス、ゴルフなどの西洋スポーツでも、身体のバランスを取るために、利き手とは異なる側の手を使って練習するということはあるだろう。これは、自分の身体運用を、理論理屈ではなく身体的に普遍化し、パフォーマンスの精度を上げる効果があると思われる。

そして、繰り返しになるが、合気道の特徴は、利き手側の動きの精度を上げることが目的ではなく、左右それぞれでの動きが、常に均等に重視されるということにある。当然、合気道家にも利き手、利き足、利き目があり、左右の身体で、筋力や反応速度は異なる。

合気道を長く稽古する人は、自分の身体の特徴を無意識のレベルで理解し、左右それぞれに十分なパフォーマンスが生まれるように、調整工夫をしている。

日常生活で、左右均等に同じ動きを行うというのは、ありそうで実はあまりない機会である。筆記、箸使い、包丁使いはその代表であり、階段を上るとき、風呂に入るとき、靴を履くとき、多くの場合人間は、どちらか決まった左右の一方で第一歩を進めることがほとんどだろう。

合気道の特徴について、「試合形式をとらないことで、勝敗にこだわらずにすむ。その結果、身体パフォーマンスの向上に集中することができる」と述べる合気道家は少なくない。しかし私は、その合気道において、身体パフォーマンスの向上に集中することができるということの要因が、「試合をしないことで精神的な負荷が取り除かれる」ということではないように思うのである。実際、試合をしなくても合気道の稽古において、精神的負荷を感じてしまうことは十分に起こり得る。

いままであまり言われていることではないような気がするが、実は試合形式をとらない合気道で、身体パフォーマンスの向上に集中しやすいことの要因の一つには、「左右の技を均等に稽古する」という形式があるのではないだろうかと私は考えているのである。

合気道では、「右半身では技はできるけれども、左半身では上手く技を行えない」ということがよくあり、これは取り組むべき課題として合気道家の前に立ちはだかる。しかし、このようなことは、テニスやゴルフのプレーヤーではあまり問題にならないだろう。野球でも、スイッチヒッターはともかく、投球において左右投げを求められることは、ほぼないと思われる。合気道において左右の技を均等に稽古することは、技の要点を「左半身側の人間」でも「右半身側の人間」でも通じる形で、普遍的に習熟することを要求するのである。

左半身においても右半身においても、高い精度の身体運用を目指すのは、自らを客観しつつ、全身の身体能力の向上（絶対的な能力）をどこまでも追求するものである。これは、「試合に勝つ」という目的のために、相対的な能力向上をめざす態度とは、異なるものだろう。合気道では、試合に勝つために、左右どちらかの身体を「主戦力」として使用するのではなく、どこまでも左右の身体能力を平等に向上させることを目指すのである。

「できないこと」との向き合い方

稽古の仲間から、稽古開始前に、ある質問に近い雑談を持ちかけられたことがある。その方は、60歳くらいの女性Ｙさんで、10年ちかく合気道の稽古を続けておられる。長い間仕事をしながら稽古を続けていたが、勤めを終えて、ますます道場の稽古を楽しんでいる。いつも穏やかで礼儀正しい彼女が稽古仲間の女性二人と話をしていて、私にもその話題を持ちかけてくれた。それは、「最近、人が通りたいと思っている道や通路を、自分が邪魔していると感じることが多くなり、身体の感覚が衰えたのかなと心配している。衰えたかもしれない身体の感覚を良くするにはどうするのがいいのだろうか」というものだった。

私は、一瞬戸惑ったのだけれども、よく考えて次のようにお答えした。「Yさんは、きっと身体の感覚が衰えてなんかいないと思いますよ。むしろ感覚が良くなって、「自分が周りの人の通り道を塞いでいる」ということに、よく気がつくようになったのではないでしょうか。多分以前は、自分では全く気づかない状態で、もっと人の邪魔をしていたのかもしれませんね（笑）」。

Yさんは、微笑みながら少し恥ずかしげな様子で、周りの人も笑いながら、「そんなこともあるかもしれないな」という感じで、稽古開始の時間になった。その時は、ちょっと笑い話のようになったが、このYさんについての出来事と、その理解には合気道と関連する大切な事柄がいくつか含まれているように思える。

一つは、合気道の稽古をすると自分の視界の外側も含めて、身体感覚が高まるのであろうということである。前にも述べたように、合気道をすると自分の身体運用を客観的に観察する習慣が身につく。これは、自分と相手の人の身体の関係を外から眺めるような感覚であり、自分の背中で起こっていることにも意識が働くようになる。おそらくYさんは、合気道の稽古を続けることで、自分の背後にいる人の様子を感じることができるようになったのだろう。

合気道は試合をしない分、相手が自分の技をどのように受けているか、ということにも感受性を発揮できるようになってくる。Yさんは、ご自身の感覚が高まっているだけでなく、もしかしたら背後にいる人が、「この女性（すなわちYさん）、私の通り道にいるので、避けてほしいな」と思っていることを感じられるようになったのかもしれない。いずれにしても、Yさんの身体の感覚は高まっているのだろう。

もう一つのことは、今回のYさんの問題提起の仕方についてである。Yさんは、今回のことを、「自分の身体感覚が衰えたのではないか」という形で、自分に起こっていることを表現した。しかし、あくまで推測に過ぎないけれども、その出来事は、実はYさんの身体感覚が高まったからこそ、彼女に感じられたことなのである。

武道に限らず、スポーツでも芸術でも、スキルや身体感覚が高まると、自分が「できないこと」「できていても、質が十分ではないこと」について自覚できるようになる。「できない」「何らかの問題がある」ということを感知することは素晴らしいことであり、これは、身体感覚が高まったからこそ感知できるのだ。

ただ、これを「衰え」とか「才能のなさ」とか、「練習不足」などといった、自己査定につなげることは、武道・武術の稽古においてあまり好ましくないとされる、自我の拡大につながる精神の動きだろう。そのような精神の動きは、東洋的には「隙」の発生を生み出すものだし、西洋的にはフローを妨げるものだと言える。

簡単なことではないけれども、問題と人格を切り分けることが大切ではないか。自分の感覚を高めて、問題を問題として感知する。必要なことはそれに対して何らかの対応をすることであり、その問題を自己査定につなげてしまうことは、精神と身体の伸びやかな動きを妨げてしまう。

武道を含めた身体パフォーマンスは、単純で正確な動きを積み重ねることでスタートし、精神と身体を解放することで爆発的な飛躍を遂げるところに醍醐味がある（フロー状態）。身体運用上の課題は、自分の身体感覚が高まっているからこそ感じられるのであり、できるだけストレスの元にはしたくないものである。「ピンチはチャンス」という言葉は、野球やサッカーなどのスポーツだけではなく、武道においても当てはまることではないかと私は思っている。身体感覚の向上は、ときに悔しさや不満足感とともに表出してくる。このことを知っているだけでも、前向きに稽古に励むことができる可能性が高まるのではないだろうか。

合気道と社会。何をめざして稽古するか

合気道と他の武道や西洋スポーツとの間には、心身の働きにおいて共通する部分がたくさんある。しかし、合気道が他の武道や西洋スポーツと最も異なっているのは、ここまで述べているように「試合をしない」ということだろう。試合をしない武道である合気道では、何を目指して稽古をすればいいのだろうか。これは、当然浮かび上がってくる疑問である。

個人の中でも疑問として浮かぶことだし、合気道をしない人に対して、「合気道とはどのようなものか」を説明する上で重要な問題である。私がこの文章の冒頭で、自分で感じている戸惑いとして述べたことの中には、この問題が大きく含まれている。

私が大学で行っている、全学共通科目としての合気道の授業には、体育会のクラブに属し、インカレなどの試合に出場している選手も数名いる。彼女たちは、大学生活においてスポーツの試合で好成績を残すことに大きな労力を割いている学生たちである。そのよう

な状況にある二十歳前後の大学生たちに、試合をしない武道の意義を語るのは難しい。

もちろん、合気道の授業を履修している時点で、自分の知っている「試合としてのスポーツ」とは違うものを知りたいという広い視野を持った学生ということは言えるだろう。ただ、合気道に関わり、曲がりなりにも合気道の指導に携わったものとしては、精根を尽くして、合気道を行うことの意義を伝えなければならない。おそらく、世界中で私と同じような気持ちで、「合気道の外交官」「合気道の伝道師」として、周囲の人達に合気道について説明しようとしている人達がいるだろう。

ひとたび、外交官や伝道師という立場になれば、もう自分は実力がないとか、合気道を語れるような立場ではない、とは言っていられない。できる範囲でベストを尽くすより他にないのだ。

私は、合気道というものを知らない人に合気道について説明するとき、これまで話したような「試合をしない武道」という特徴についていくつか話すことが多い。そして、その時には、「試合をするスポーツや武道」と「試合形式を取らない武道（すなわち合気道）」の両方が大切だということを話すことにしている。

ただ、現代の社会生活では、仕事や学校生活でも、競争（試合に近い）をベースに構築されていることがらが多く、通常、そのような競争から完全に逃れることは不可能である。

だからこそ、それとは全く異なる体系としての合気道を行うことには大きな意味がある、ということを話している。そして、実際に合気道をする姿を見せる場合は、基本的な技を、明るく伸びやかに行うことを心がけている。

技をするときに、あまり難しいことを考えたり、上手にやろうと思ったりしても良いことにはならないので、身体を動かすことに集中しつつ、後は、自分と、自分の技の受けを取ってくれる人との協調性（身体コミュニケーション）が周囲に伝わることを願うのみである。

身体芸術としての合気道

試合形式をとらない合気道において何を目的に稽古するか、ということは実は合気道にとどまらない問題かもしれない。柔道や剣道でも、試合に出ることなく稽古に励んでいる人は多い。西洋スポーツにおいても、試合を行うことなく、バッティングセンターやゴルフのドライビングレンジ（いわゆる「打ちっ放し」）で身体を動かすことを専門に楽しんでいる人もいる。こういう人達は身体運用の質が高まることを楽しんだり、ボールを打つというパフォーマンスの結果に楽しさ（ゲーム性）を見いだしたりしているのだろう。

ただ、これらのものは、それぞれの武道やスポーツの中から、競技という部分を取り除いて楽しんでいるということである。一方で、合気道の場合は、その全ての体系のなかで、試合が存在しないし、採点も行わない。やはりこれは大きな違いだと思われる。柔道や剣道、野球やサッカーを長年続けている人で、試合や乱取りを一度もしたことがない、という人はまずいないだろう。だが、合気道をしている人は、合気道においては一度も試合をしないのである。

合気道の稽古をはじめてしばらくのうちは、多くの技――そこには、体術だけでなく、武器技も含まれる。体術は、立ち技だけでなく、座り技などもある――を身につけることが目的になる。

一言で「技を身につける」と言ってもそこには、段階がある。手順を覚える段階。ぎこちなさがなくなり、スムーズに技を行えるようになる段階。相手の状態を観察しながら動けるようになる段階。意識しなくても技が自動的に行われるようになる段階。などである。

技が自動的に生まれるようになる段階というのは、大変に習熟した段階であり、そう簡単に到達できるものではないと思われる。相手によって自分の心身の状態が変化してしまい、上手くいかない場合もあるだろう。このように合気道では、一つの基本技を身につけるのでも、らせん階段を上り続けるように高みを目指していくことになる。

しかし、言葉でこれをいうのは簡単だが、言葉の目標だけを設定して稽古に励み続けることは難しい。そこには、目指すべきパフォーマンスの到達点や、方向性が必要になる。

私自身は、合気道の一つひとつの技を身につける発展途上の段階にいるものだが、それでも、「自分にとって、試合形式をとらない合気道の精度をどのように高めていくか」ということについて、かつて真剣に悩んでいた。そして、自分なりにその答えにしようと思ったのが、「身体芸術としての合気道」という方針である。この言葉は、私の合気道の師である内田樹師範のさらに師である、多田宏師範から何度かお聞きしたものだった。

その方針と出会うまでの私は、自分なりに合気道の稽古を続けながらも、自分が目指しているものが何なのかわからず、「技の柔らかさ」「早さ」「強さ」「技の受けの適応力」などなど、個別の指標のようなもので自分の合気道のパフォーマンスを評価することから離れられない状態が続いていた。

しかし、私はその瞬間を今でも覚えているのだが、広島で毎年5月に行われる多田師範の講習会で、転換点といえるような内面的な出来事があった。2011年頃だと思う。昼休みに体育館の観客席のところで弁当を食べ終えたあと、広く敷き詰められた畳みをぼおっと眺めて午前中の稽古内容を振り返っているとき、頭の中に「身体芸術としての合気道」という言葉が浮かんだ。その時、「自分は、芸術として合気道の精度を高めよう」と決めた。

私は2005年から、観世流の仕舞と謡曲の稽古をしている。その広島の体育館での内面的出来事をきっかけとして、仕舞と合気道のパフォーマンスにおいて、自分の中で一切の垣根を取り払うことにした。私の中で、仕舞と合気道を、精神性においても、身体運用においても同一のものとして行うことにしたのである。

孤独なものとしての再出発

武道の稽古は、指導者の教えを素直に聞き入れ、常に謙虚な気持ちで、技に集中することが何よりも大切と言われる。また、一方では、自分が技をするときは、その場全体を呑み込むような気持ち、その場を自分が主宰する気持ちで身体を動かすことが大切とされる。これは、言い換えるならば、周りからの情報を広く受け入れる柔軟性と、自分自身の行動を他の何者でもない自分から出発させるという、孤独を引き受けるマインドセットの両方を要求するものである。

私にとって、「身体芸術としての合気道」というテーマは、師匠の師匠から教えとして受けた言葉であると同時に、常に自発的に合気道をすることを自分に決意させた言葉だった。私の合気道は、その時初めて孤独なものとして再出発した。そして、孤独だからこそ、師や仲間の存在を再認識するきっかけになった。かつて合気道は、私が盛岡から大阪に出てきたとき、様々な不安に振り回されていた私を優しく包み込んでくれた。そして時が経ち、合気道はまた別の扉を用意してくれたのである。

芸術とは、何らかの創意、オリジナリティによって成り立つものである。オリジナリティとは、奇をてらうことや、だれも気がついていない隙間を狙ったらたどり着けるというものではなく、その人自身の持つ拭いがたい個性、すなわち孤独を通してしか生まれないものである。合気道を身体芸術としてとらえるという私自身の方針は、暗闇のようなところで稽古に励んでいた私に対して大きな希望をあたえるのと同時に、孤独な道行きの始まりにもなった。そして、合気道について、そのようなことを感じたり考えたりすることは、合気道の中にとどまることでもなさそうだった。

私が合気道から得た二つの気づき

私が、合気道をはじめたのは2002年、31歳のときである。内田樹師範の主宰する神戸女学院大学合気道会（当時）に入門し、毎週土曜日に芦屋の市立体育館で稽古をする生活が長く続いた。2011年に神戸市に凱風館道場ができてからは、水曜日の夜に道場で、月曜日の夕方に勤務する大学で合気道部の学生たちと稽古をする生活が続いている。時間があるときは、凱風館道場の土曜稽古に参加することもある。

合気道では、毎回体操と呼吸法を行ってから、抑え技、投げ技などを稽古する。試合形式を取らない合気道では、幅広い年齢層――中学生から70歳代まで――の男性女性と一緒に稽古を行う。合気道の稽古をはじめた当初から、その身体運用に興味を持ち、土曜日の稽古に毎週欠かさず参加した。年二回の合宿や、合気道多田塾同門の稽古会にも可能な限り参加していた。

最初のうちは、自分がどのように身体を動かしているのか理解することができなかったし、一つひとつの技の手順を覚えるのに精一杯だった。どのようにすれば、技が相手に通じるようになるのかもよくわからず、とにかくどのような相手でも、とどまることなく流れるような合気道ができるようになりたいと思っていた。

当時の神戸女学院大学合気道会では、会の名称通り女性会員が多かった。大学を卒業した後も続けて稽古に参加している方も多く、合気道会の先輩のみなさんに、丁寧に合気道の技を教えていただいた。また、合気道多田塾同門の有段者の男性も頻回に稽古に来られていた。自分よりも身体が大きな男性に合気道の技をかけようとすると、相手と身体が接触する前から自分の身体がこわばってしまい、全く上手く動くことができないということが多かった。

天啓のような二度の大きな気づき

合気道で、滑らか、かつ力強く技を表現するというのはとても難しいことである。それは実現することの困難な永遠のテーマなのだが、現実的には少しずつでも技術が高まっていくことが、稽古を続ける励みになる。特に稽古をはじめたばかりの頃は、なかなか上手くいかないという思いを抱きながらも、執着心が大きくならないように気をつけながら稽古する。

しかし、やはり身体の大きな相手と稽古をするときには、普段はできていることもできなくなってしまうことが多くなる。私自身、そのような気持ちで稽古を続けていたのだが、私の中では合気道の稽古をしていて、天啓のような大きな気づきが降ってきたことが二度あった。その気づきは、私の合気道と生活全体に大きな影響をあたえ、その影響は今も続いている。

一度目は、稽古をはじめて半年ほど経った時だった。芦屋の体育館で、男性の方と稽古をしている最中、「合気道では、身体運用をごまかしたり取り繕ったりしても全く意味がないのだな」と急に思った。

試合形式を取らない合気道では、稽古そのものが合気道の活動の中心である。試合に近いものとして演武会を行うこともあるが、それもまた日常の稽古の延長として行われることが多い。柔道や剣道のような現代武道でもテニスやサッカーでも、試合では、相手にフェイントをかけたり、相手の苦手なところをついたりすることで勝利を得ようとすることがある。しかし、合気道では相手の裏をかいたり、相手の弱点を責めようとしたり、という概念が存在しない。となると、相手を出し抜いたり自分の弱点を隠したりする必要が全くない、ということになる。

通常の合気道の稽古では、指導にあたる先生がその時に取り組む技の手本を見せて、それについて参加者が実践する、という形式をとる。このようなときに、自分ができなさそうなところをスピードを速めてごまかしたり、はしょったりしても、誰の得にもならない。そして、上手にやっているように見せようとしてそのような行動をしたとしても、周りからは、「必要な動きが行えていない」ということは一目瞭然である。その時に技を受けている相手にとっては、技に必要な動きが行われていないということは、さらによく感じられる。ということで、合気道というのは、逃げも隠れもできない武道なのである。

いったん、「合気道ではごまかしがきかないのだな」と腑に落ちると、自分の中である種の諦めがつく。人の前で格好をつけようと思っても、格好はつけられるものではなく、わからないことやできないことは、できるようになるまで稽古する以外に道はない。自分が理想とする身体運用、めざしたいと思う身体のイメージをできるだけ明確に持ち、そこに向けて丁寧に修練を積んでいく。

日常生活でのことを考えてみると、案外に自分の能力を正確に評価しないまま、希望的観測で物事を進めてしまっていることも多い。しかし、武術で命のやりとりをするときに、自分の能力を希望的観測で評価したら命取りになる。刀を持って相手と向き合っているとき、自分の刀が相手に対してどこまで届くのか。また、相手からの斬りに対して、自分は左右や後ろ、どこまでなら体を捌いて避けることができるのか。これを希望的観測で処理していたら、あっという間に死ぬか大怪我をすることになる。合気道で「ごまかしがきかない」ということは、自分を客観視することと密接につながっている。

相手が存在して初めて成立する

二度目の気づきは、稽古をはじめて一年から二年ほど経ったときだった。やはり身体が大きく、合気道の稽古を長く続けている男性に対して技をかけようとしているとき、自分の身体に無意味に力が入っていることに気がついた。とくに両肩や腕のあたりが、自分の腕を持っている相手の方の柔らかい手の感触とまったく異質であることに気がついた。

私は、相手の大きな身体と、その人の力強い技の印象から、勝手に「力負けしてはいけない」というような対立的な気持ちで技を行おうとしていた。合気道では、力を込める鍛錬の稽古も大切だが、単なる力比べになってしまっては、技を身につけることはできない。第一、その相手は私が力比べで勝てるような人ではなかった。

力比べで太刀打ちできない人に対して力比べの稽古を挑むのは、知的な営為とは言えない。そこでは、自分よりも身体が大きく、経験が豊富な人の助けを借りて、自分の技が磨かれるような稽古をしなければならないのである。そこで大切になるのは、相手の身体を十分に伸ばしたり引き出したりする動きを、自分の全身を使って行うことである。

相手の身体の能力を引き出し、それと自らの動きを同調させることで初めて合気道の技は成立する。こちらが自分勝手に動こうとしても、力が大きい人にしてみれば、対面している相手を蹴散らしてしまえば、すべてが終わる。合気道の技は、相手を自分と相手の二人の時空（時間と空間）に招き入れ、それを融合させることで毎回成立する。ありがちなのは、「自分は動くスピードが遅いから、できるだけ速く動かなければならない」と思ってしまうことだ。技は、相手との関係から、適切なときに適切な場所へ、足や腕を動かすことで成り立っていく。

ピアノやバイオリンで、時間経過とともに必要なタイミングで鍵盤が押さえられたり、弦を押さえて響かせたりするのと同じである。「相手が存在して初めて、活動が成立する」というのは、医療の世界でも教育の世界でも、全く同じことなのではないかと思われる。

自分のパフォーマンスを取り繕うことは、時に命取りになるほど自分の首を絞めることはあっても、役に立つものではないということ。そして、物事を本当に上手く進めようと思うならば、一緒に物事を行う相手の状態をよく感じ、相手と融合して一緒に変化していくこと。これら二つにまつわる技の修練が私にとっての合気道であり、私自身の心身の低迷からの回復の道筋だったと言える。私は、今もその道を歩き続けている。

品位と情愛

私がはじめて『ホテル・ニューハンプシャー』を読んだとき、現在の妻とはすでに知り合いになっていたが、まだ結婚はしていなかった。あるいは、結婚したばかりの頃だったかもしれない。いずれにしても、現在10歳になる長女は生まれていなかった。

家族について何かを考えようとするとき、私の頭の中で真っ先に思い浮かぶのはこの小説のことである。

この作品は、20世紀家族小説の代表作のひとつと言っていいだろう。作品の中で、母親を失ったベリー家の子供たちのうち、フラニー（長女）とジョン（次男）はインセストタブーに挑むことになる。このようなことが描かれることについては様々な考え方があると思うが、私は、「家族関係の中に、ある種の社会性が持ち込まれた結果」を作者であるジョン・アーヴィングは描いたのだと考えている。直接そのような意図で小説が書かれたかどうかは分からないが、結果としてはそうなっている。

姉弟は、タブーに挑みたくて挑んだのではなく、ときにタブーに挑まざるを得なくなるのが人生というものであり、作者はそういうことが言いたかったのだと私は思っている。

『ホテル・ニューハンプシャー』を読んだ頃、私はときどき、「生活している感じが外から見えない人」、「どこか、現実的ではないような人」と言われることがあった。例えるならばそれこそ、「ホテル住まいをしているような人」ということだろう。

自分では、そのことの意味がよくわからなかったが、思い当たることがないわけでもなかった。私は自分が、主人公の父親、ウィンスロー・ベリーとちょっと似たところがあるなと思った。

ウィン・ベリーは、物語の語り手であるジョン・ベリーの父である。この本の日本語訳者である中野圭二は、ウィン・ベリーについて「情愛だけはたっぷりあるけれど、実際的な方面にはうとく、いつも未来を夢見ている男」と評している。ウィン・ベリーは、家族を巻き込んで「ホテル・ニューハンプシャー」の経営を始め、見事に失敗する。彼は現実世界にうといのである。

この本を読んだ頃の私は、一度結婚に失敗し、故郷の盛岡を離れて、医学研究と合気道に没頭していた。年齢は30代後半だったが、「自分の生活を充実させよう」というような気持ちはさらさらなくて、とにかく、仕事（研究）上の成果を出すことに必死だった。

前にも書いたが、私の心は、盛岡で臨床医として働くには傷つき過ぎていた。しかし、それを周りの人に理解してもらうことは難しかった。大学院を卒業しても盛岡へは帰らず、大阪で医学研究を続けるという私の選択は、盛岡の両親も、岩手医科大学の血液内科の人達も、私の身勝手な決断と捉えていたと思う。周囲によるそのような捉え方は十分に分かっていたが、私は自分自身を守るために、臨床医に戻ることはできなかった。

実は、大阪大学でも、「臨床よりも研究を中心に頑張りたい」と、医局で宣言していたので、非常に立場は苦しかった。私は私で精一杯だったが、あの頃は本当に辛かった。

医師が、「臨床医としての活動から距離を置きたい」と宣言することはタブーに近い。けれど私は、生き延びるために医師としてのタブーに向き合わざるを得なかった。そのような状況に置かれた私は、自分が行う医学研究で、何らかの成果を出すしか道がなかった。そして私は、自分が感じていることや考えていることの本音を誰にも言うことはできなかった。

タブーを犯すというのは、そういうものである。「困りもの」だった私を受け入れてくださり、生きる場所を作ってくれた、大阪大学の上司には、今も感謝している。

もしかしたら私は、周囲からの評価を気にしている余裕がなく、現実世界と自分の間で、わざと焦点をずらして生きるようなクセがついていたのかもしれない。そして、そのような様子が、「生活感のない人間」という私の人物評につながっていた可能性がある。今の妻もまた、私とウィン・ベリーの類似性を強く支持する人だった。強く支持されると、自分では納得していることでも複雑な心境にならざるを得なかったが、他人の心の中は、外側から変えられるものではない。

合気道の力を証明するために

私と妻は、2006年に結婚して、2008年の8月に長女が生まれた。子供が生まれた日の夜、放心状態で当時住んでいたマンションのリビングルームで一人ビールを飲んでいたら、投稿していた論文が受理されたというメールがアメリカから届いた。その論文は、大学院を卒業して、ようやく出すことができた筆頭著者としての論文だった。

長女が生まれてからの生活は、私が生活者としての人生を作る過程だったと言っていいと思う。妻は、産休・育休後に大学教員としての仕事に復帰し、妻の母親の手を借りながら、育児をする生活が始まった。家族に子供が加わってからの生活は、私にとって社会生活の基本単位を形成するものだったと思う。それは、職場を含めた家の外での生活と、家の中での生活を分けるのではなく、自分という人間を取り巻く全ての社会生活の基本、「核」のようなものが家族の生活にあり、その関係の取り方が、すべての生活につながっていく、というようなものである。私はそのようなシンプルな生活を望んでいた。

2008年の論文のあと、大阪では二つの研究成果を形にすることができた。それぞれに思い入れのある仕事だったが、二つ目の仕事は、医局の先輩のY先生から声をかけてもらって行った、「リンパ球の生まれ方」に関する研究で、私にとって大阪で行った仕事の集大成的なものになった。この区切りになる仕事を、Y先生との協力でできたことには大きな喜びを感じた。なぜなら、「人と協力して、一人ではできない仕事をする」というのは、私が合気道を通じて学んだことだったからである。この仕事を世に出せたことは、自分が合気道をすることを社会生活に生かせた証だった。

実は、この阪大での最後の仕事を世に問うことになる一番大変な2年間、私は研究に専念するために合気道の稽古を休んでいた。これはこれで、内田師範をはじめ、合気道の仲間にはとても心配をかけてしまった。心配してくださるだけでありがたい話なのだが、私は、何とかこの研究を形にすることで、「合気道で育んだ心身は、社会生活に生かせるものである」ということを証明したいと思っていた。私は、合気道の力を証明するために、合気道を休まなければならなくなってしまったのである。

振り返って考えると、私の40歳をまたぐアラフォーの5年間くらいは、周りに誤解されやすく大変困難が多い時期だった。しかし、私はどうしても自分なりに納得いくような研究成果を出したかったので、事前に自分がしたいと思うことを周りに詳しく説明したくなかった。説明すれば、すべてが台無しになってしまうような気がしたのだ。

そのように辛いとき、基本的にあまり他人に干渉しないタイプの妻は、大らかにサポートしてくれたと思う。研究とは不思議なもので、視野の狭まった自意識で実験結果を解釈しようとすると進む方向が分からなくなってしまう場合がある。一方、実験の結果に対して心理的な干渉をせず、先入観なくそれを受け入れて、その結果と正直に対話するような気持ちで過ごしていると、ひょんなところから次に進んでいく道が見えてきたりする。

核は家庭での過ごし方にある

大学医学部において、ある程度の研究成果を出せたところで、私は神戸松蔭女子学院大学で大学教員としての道に進むことになった。精神的には大分安定していたが、ここまで医学研究を続けてきて、完全に臨床医としての生活に戻ることは、自分の人生の流れの中で不自然なことのように思えた。そこで、医師であり、医学研究に携わり、合気道を通じて自分と仲間の人間形成に関わってきた経験を活かす方法として、大学教員になることにした。

幸運なことに、医師としての教員を募集する一般公募へ応募をし始めて二つ目の大学で採用が決まった。それは、管理栄養士養成課程で医学を教える専任医師のポストだった。私が勤めることになった神戸松蔭女子学院大学は、私が合気道の稽古をしている凱風館道場（神戸市東灘区）の隣駅にあった。これはまったくの偶然である。

子育て中の私は、なんとか遠距離でも兵庫県芦屋市にある自宅から通えるところで働きたいと考えていた。だから、私が大学教員として働く場所は、滋賀や京都や和歌山、あるいは岡山や広島でも不思議はなかった。しかし、実際に働くことになった大学は、それまでの職場だった大阪大学（大阪府吹田市）よりも自宅から近い場所だった。

かくして図らずも、「自宅」「合気道の道場」「職場」が、30分以内で移動できる生活が始まった。ありがたいことだったが、ここまでの自分の人生を振り返ると、この巡り合わせに不思議な縁を感じずにはいられなかった。

私が神戸松蔭で働き始めると、それからあまり時間をおかずに、妻が、西宮にある大学から、名古屋の大学へ異動することになった。このことは、私が神戸松蔭で働くことになった理由が分かったような出来事だった。私は必然的に、大学医学部にいる頃よりも、子育てに積極的に関わるようになった。すべては、計画して起こったことというよりも、成り行きのなかで進んでいった。

その後幸いにして、家族関係においてそれほど深刻な問題は起きないまま、子供は10歳になった。私はただ生きていただけに近いので、家族がそれを補ってくれたように思う。しかし、ときどき家庭内でちょっとでも心配なことが起こると、大学での仕事にしても、合気道にしても、どこか身が入らないのだった。それは、私の社会生活全体の「核」は、家庭での過ごし方にあるのだなと実感させるのに十分なものだった。

私は、今の家族と生活をする上で、特別の考えや方針を持ってやろうとしたことはほとんどない。ただ、子供が小学校へ行き始めたとき、ときどき家で子供を「おかえり」と迎えてやりたい、とは思っていた。子供を迎えて、「今日学校どうだった?」と尋ね、子供は、「いつも通りだった」と面倒くさそうに答える。それを聞いてから、私は夕食を作り始める。何でもないことのようだが、このようなことを行っている私がいる場所は、私が歩んできた生活がなければたどり着かなかったものだ。

そこに至るまでには、色々なことがあった。そしてそれは、子供と自分の加齢によってどんどん変化していく。子供はそんなことを知るわけもなく、学校から帰ってきて、手も洗わず、ランドセルもかたづけず、真っ先に冷蔵庫へ向かい、アイスを食べる。

妻は、子供が生まれる前も、生まれてからも「この子と、気が合うといいのだけれど」と言っていた。これは、子供を一人の人間として、人格を認めているからこそ出る言葉だと思う。家族において、夫婦はもとより親子は別々の人間である。別々の人間が共に生活するためには、その場所に適切にエネルギーが投入されなければ関係は破綻する。

そのことは、職場でも職場以外の共同体でも同じことだ。ましてや家族は、その構成員の年齢構成などから、立場の強弱がはっきりしがちであり、個人を尊重すること（人権への配慮と言っていいだろう）には、常に注意が払われなければならない。

難しい言い方になってしまったが、言いたいのは、常に張り詰めた気持ちで生活すべきということではなく、リラックスしていても、同じ家で生活している人にも気持ちよく過ごしてもらえるような最低限の振る舞いは、身体化されている必要がある、ということである。そして、子供にはそんなことは分からないから、長女には大きくなったときに、自分の家族や好きになった人、一緒に生活する人を大切にできるようになってもらえたらと思う。

タブーに挑まざるを得ない状況

「同じ家で生活している人にも気持ちよく過ごしてもらえるような最低限の振る舞い」ということについて少し補足すると、私はこのような行動を行う心身を保つことは、家族との人間関係においてのみ大切なのではなく、個人の社会生活においても等しく大切だと考えている。

人は、怒りなどの感情に身を任せてしまうと、混乱状態に陥ってしまう。本書の第1章で説明したが、フロー理論のチクセントミハイは、人生の充実とフロー体験は、人間の意識が適切に統制されている状態から生まれる、と説明している。そして、フローを妨げるものが心理的混乱であり、わかりやすく言うとこれは、怒りや不安などで、心身に統制が取れていない状態を指す。フローを得るためには、フローを妨げる心理的混乱を丁寧に取り除く作業が必要である。

また、心身の統制が取れている状態というのは、何かによってがんじがらめに統率されていることを指しているのではない。それは、心身が適切に調和して、自分の中と外で起こっていることがよく観察できる状態のことである。人間において心身の統制が高まると、フローがもたらされて、創作活動やスポーツなどで高いパフォーマンスを発揮することになる。

複数の構成員によって営まれる家庭生活では、個人としての生活と、家族による共同生活という、ふたつの要素がある。日常の家庭生活において、人間が常にフロー状態でいるということはあり得ないが、心理的混乱を取り除く習慣は家庭に平穏をもたらし、「掃除」「炊事」「議論」「歓談」など日常的な場面で、個人に対してフローという人生の充実を生み出しうる。

さらに補足になるが、この文章を読んでいる方たちは、それぞれの人生において、何らかのタブーへ挑まざるを得ない状況を迎えることはあるのだろうか。それは、できることならばないほうがよいことなのかもしれない。しかし、もしもそのようなことがあったとすれば、タブーへの挑戦は、ただ混乱を生み出すためのものではなく、新しく創造的な統制・調和につながるものであることを祈りたい。

家族という社会に降りかかる出来事は、気候変動や自然災害、政治経済上の変化、健康のことなどなど、考え出したら切りのないくらい多くのものが想定される。私は、今の家族と過ごしているうちに、周囲から「生活感のない人」とは言われなくなった。ただ、歳を取っただけのような気もする。

家族のメンバーには、いずれ別れの時がやって来る。それは、学校や会社に出会いと別れがあることと一緒である。私は、はじめて『ホテル・ニューハンプシャー』を読んだときから大分歳をとったが、私の中には今も、ウィン・ベリーが存在しているようだ。ウィン・ベリーは、現実とどこか折り合いをつけるのが苦手だが、家族に対して、一定の品位を持って情愛を注ぐ父親である。それがウィン・ベリーという存在の全てなのだ。

ウィン・ベリーは夢をみるが、夢を夢としてみることが生きることであり、そのことの価値は、現実を生きることの価値と比べることができないということを知っている。夢を見ている時間もまた人生の一部であり、働いていても、ご飯を食べていても、目を覚ましながら、あるいは眠りながら夢を見ていても、人生はいつか終わりを迎える。人の邪魔をする暇も、人に邪魔される暇も、あんまりないのが人生ではなかろうか。一定の品位と情愛さえあれば、他人においても自分においても、人生における貴重な時間はあまり無駄にされないのではないかと思う。

あとがき

本書をほぼ書き終えたつい先日のことなのだが、合気道の道場での稽古担当を終えた後、稽古に参加されていた60代の男性Iさんから質問を受けた。「合気道の稽古や呼吸法で、「自分の中を観察する」といいますが、それはどのように行うのでしょうか。私は、何年稽古していても、どうしてもわからないんです」というのが、質問の内容だった。

Iさんは公立高校のベテラン国語教諭で、合気道の稽古には、すでに5年以上通われている。思考の進め方も稽古への取り組み方も非常に丁寧な方で、私は密かにIさんと合気道や教育について短い雑談をすることを楽しみにしている。Iさんは、自分の身体の中を観察しようとすると、どうしても頭脳で分析するような感じになってしまい、身体感覚を高めるような雰囲気が盛り上がってこない、ということを気にされているようだった。

私は、何事も丁寧に試行錯誤されるIさんのやり方を邪魔したくなかったし、とはいえ、せっかくの問いかけに対して、何も答えないのも失礼だなと思い、ちょっと困ってしまった。そして、一言だけ「私もよくわからないのですが、自分の身体は、大きな絵画を眺めるようにして、感じ取ったらよいのではないでしょうか」と答えた。

大きな絵画を眺めるときは、絵の全体像を視野に入れることができるように、少し離れた場所からそれを眺める場合と、絵に近づいて細部を眺める場合がある。どちらが正しいということではなく、両方を大切にすることが、絵を鑑賞することのよろこびにつながるのではないだろうか。

自分の身体を観察するということも同様で、遠いところから全体を眺めてみたり、足のゆびとゆびの間の皺にまで意識を働かせてみたりすることで、身体についての新しい発見や深い愛着が生まれるような気がする。

私は、合気道をはじめとした東洋的身体活動から学んだ感覚や方法を、医師としての仕事や教育活動に用いている。結局のところ、それが私自身の「身体的生活」ということになるのだと思う。

最後に謝辞を。一番近い家族である祐子と仁怜に感謝します。そして、私を合気道の世界に導いてくださった合気道凱風館道場の内田樹師範と、本書執筆の機会をくださり、編集を担当してくださった安藤聡氏に感謝します。

佐藤友亮

佐藤友亮

さとう・ゆうすけ

1971年盛岡市生まれ。医学博士、日本内科学会認定内科医、血液専門医。1997年岩手医科大学医学部卒業。初期研修後、血液内科の診療に従事するも、白血病の治療成績に大きな困難を感じ、2001年に大阪大学大学院医学系研究科入学。大学院修了後、大阪大学医学部附属病院の血液・腫瘍内科で、血液学の臨床と研究を行う。2012年より神戸松蔭女子学院大学准教授、2020年4月より同教授。2002年に、東洋的身体運用に興味を持ち、神戸女学院大学合気道会(内田樹師範)に入会。現在、合気道凱風館塾頭(会員代表)として道場運営に携わる。公益財団法人合気会四段。神戸松蔭女子学院大学合気道部顧問。著書に『身体知性——医師が見つけた身体と感情の深いつながり』(朝日選書)がある。

身体的生活《しんたいてきせいかつ》

医師が教える身体感覚の高め方

2020年3月30日　初版

著者：佐藤友亮

発行者：株式会社晶文社

東京都千代田区神田神保町1-11　〒101-0051

電話　03-3518-4940(代表)・4942(編集)

URL　http://www.shobunsha.co.jp

印刷・製本：中央精版印刷株式会社

ⓒYusuke SATO 2020　ISBN978-4-7949-7173-9 Printed in Japan